Markus Goldbach

Kopf im Schraubstock

Ursachen, Symptome und Bewältigung von Kopfschmerzen

Markus Goldbach

Kopf im Schraubstock

Ursachen, Symptome und Bewältigung
von Kopfschmerzen

Rediroma-Verlag

Bibliografische Information der Deutschen Nationalbibliothek:
Die Deutsche Nationalbibliothek verzeichnet diese Publikation in der Deutschen Nationalbibliografie; detaillierte bibliografische Daten sind im Internet über http://portal.dnb.de abrufbar.

ISBN 978-3-98885-111-6

www.rediroma-verlag.de
11,95 Euro (D)

Inhaltsverzeichniss

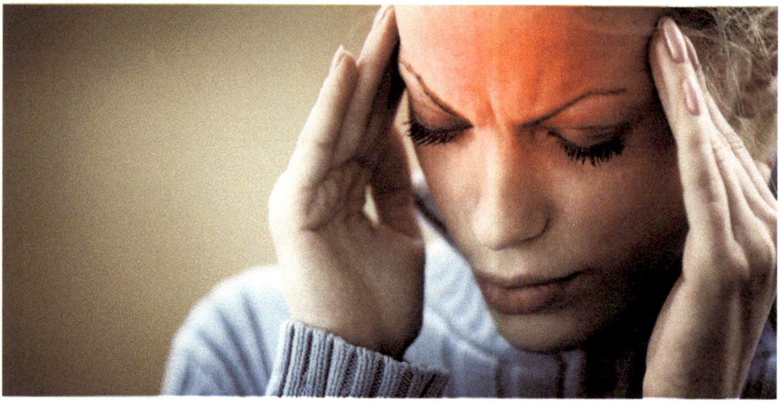

Einleitung

Die Einleitung in das Thema Kopfschmerzen markiert den Auftakt zu einer Reise durch ein alltägliches, jedoch oft unterschätztes Gesundheitsproblem, das Menschen in ihrem Alltag immer wieder begegnet.

Kopfschmerzen sind so allgegenwärtig wie die Sonne am Himmel und dennoch bleibt die Tiefe ihres Einflusses und ihre komplexe Natur oft unbeachtet. Diese Einleitung soll uns dazu ermutigen, einen tiefen Einblick in dieses Phänomen zu gewinnen, das weit mehr ist als nur ein kurzzeitiges Unwohlsein.

Aber warum sollten wir uns überhaupt mit Kopfschmerzen beschäftigen? Die Antwort ist so simpel wie essentiell: Kopfschmerzen sind keine vorübergehenden Unannehmlichkeiten, die man leicht abtut.

Sie haben das Potenzial, das tägliche Leben in vielerlei Hinsicht zu beeinträchtigen, von der beruflichen Leistungsfähigkeit bis zur Lebensqualität. Für manche Menschen sind sie ein beharrlicher, ständiger Begleiter, der ihre Lebensqualität maßgeblich beeinflusst. Andere erleben sie nur sporadisch, doch auch sie können quälend sein.

Die Vielfalt an Kopfschmerzarten ist ebenso mannigfaltig wie die Menschen, die sie erleben.

In diesem Buch werden wir diese breite Palette umfassend behandeln, beginnend bei den weit verbreiteten Spannungskopfschmerzen bis hin zu den intensiven Migräneanfällen und seltenen, aber besonders ernsten Formen wie Clusterkopfschmerzen.

Doch Kopfschmerzen sind nicht bloß eine persönliche Herausforderung. Sie tragen auch eine bedeutende soziale und wirtschaftliche Dimension. Die mit Kopfschmerzen verbundenen Kosten sind erheblich, sei es in Form von Arztkosten, Medikamentenausgaben oder verpassten Arbeitsstunden.

Wir hoffen, dass dieses Buch nicht nur eine Informationsquelle ist, sondern auch dazu beiträgt, das Leben von Menschen mit Kopfschmerzen zu verbessern.

Unsere gemeinsame Reise beginnt an dieser Stelle, und wir laden Sie herzlich dazu ein, uns auf diesem Pfad zu begleiten, um die Welt der Kopfschmerzen zu erforschen und zu verstehen.

Bedeutung und Relevanz der Kopfschmerzforschung

Die Bedeutung und Relevanz der Kopfschmerzforschung sind in der heutigen Zeit von immenser Wichtigkeit und gehen weit über die individuellen Leiden von Betroffenen hinaus. Kopfschmerzen sind ein alltägliches, globales Gesundheitsproblem, das nicht nur Millionen von Menschen betrifft, sondern auch das Gesundheitssystem, die Wirtschaft und die Gesellschaft insgesamt in erheblichem Maße beeinflusst.

Um die Bedeutung der Kopfschmerzforschung zu verstehen, ist es unerlässlich, zunächst die weitreichenden Auswirkungen von Kopfschmerzen zu betrachten. Auf individueller Ebene können Kopfschmerzen das tägliche Leben erheblich beeinträchtigen. Sie können zu vermindertem Arbeitsvermögen führen, die Fähigkeit zur sozialen Teilhabe einschränken und die Lebensqualität deutlich mindern. Diese Auswirkungen sind nicht zu unterschätzen, da Kopfschmerzen für viele Menschen zu einer wiederkehrenden, quälenden Realität werden.

Darüber hinaus hat Kopfschmerzen auch erhebliche wirtschaftliche Konsequenzen. Die Kosten für Kopfschmerzen sind beträchtlich, von den Aufwendungen für medizinische Behandlung über den Einsatz von Schmerzmitteln bis hin zu den Arbeitsausfällen

Die volkswirtschaftlichen Auswirkungen sind insofern immens, als sie das Gesundheitssystem und die Wirtschaft beeinflussen.

Dies unterstreicht die Bedeutung der Entwicklung wirksamer Strategien zur Prävention und Behandlung von Kopfschmerzen, um diese Kosten zu reduzieren und die wirtschaftliche Produktivität zu steigern.

Die Bedeutung der Kopfschmerzforschung erstreckt sich jedoch auch auf die Ebene der öffentlichen Gesundheit. Kopfschmerzen gehören zu den häufigsten Gründen für Arztbesuche, was erhebliche Ressourcen in Anspruch nimmt.

Eine bessere wissenschaftliche Verständnis von Kopfschmerzen und die Entwicklung von wirksameren Therapien könnten dazu beitragen, die Effizienz des Gesundheitssystems zu steigern und die Wartezeiten zu verkürzen. Zudem könnte eine verbesserte Behandlung und Prävention das Leiden der Betroffenen verringern und so die Lebensqualität der Menschen insgesamt erhöhen.

Eine Gesellschaft, die sich der Herausforderungen von Kopfschmerzen bewusst ist und Strategien zur Bewältigung und entwickelt, schafft eine bessere Lebensqualität für alle Bürger.

Es fördert die Solidarität und das Verständnis für diejenigen, die unter Kopfschmerzen leiden, und fördert die Forschung und Innovation, die langfristig zu besseren Lösungen führen können.

Die Fortsetzung der Betrachtung der Bedeutung und Relevanz der Kopfschmerzforschung zeigt sich auch in einem breiteren gesellschaftlichen Kontext. Die Erforschung von Kopfschmerzen ist ein Spiegelbild unseres wissenschaftlichen Fortschritts und unseres Engagements für die Verbesserung der Lebensqualität von Menschen, die an dieser oft quälenden Erkrankung leiden.

Eine vertiefte Kopfschmerzforschung trägt dazu bei, unser Wissen über die Funktionsweise des menschlichen Gehirns und des Nervensystems zu erweitern.

Dies ist von entscheidender Bedeutung, da Kopfschmerzen in engem Zusammenhang mit neurologischen Prozessen stehen. Indem wir uns intensiver mit Kopfschmerzen beschäftigen, tragen wir nicht nur dazu bei, die Mechanismen, die diesen Schmerzzustand auslösen, besser zu verstehen, sondern auch, wie unser Gehirn auf Schmerz reagiert.

Dieses vertiefte Verständnis kann weitreichende Auswirkungen auf die gesamte neurologische Forschung haben und möglicherweise zu bahnbrechenden Erkenntnissen in der Behandlung anderer neurologischer Erkrankungen führen.

Eine bessere Kenntnis der verschiedenen Kopfschmerzarten und ihrer Behandlungsmöglichkeiten kann Ärzten und Gesundheitsdienstleistern helfen, genauere Diagnosen zu stellen und bessere Behandlungspläne zu entwickeln. Dies führt letztendlich zu einer verbesserten Versorgung für Patienten, die an Kopfschmerzen leiden.

Definition und Klassifikation

Die Definition und Klassifikation von Kopfschmerzen bilden den grundlegenden Ausgangspunkt für unser umfassendes Verständnis dieses alltäglichen, jedoch oft unterschätzten Gesundheitsproblems. In diesem Abschnitt werden wir die Schlüsselkonzepte, die erforderlich sind, um Kopfschmerzen zu definieren und zu unterscheiden, eingehend betrachten.

Definition von Kopfschmerzen:

Kopfschmerzen, im medizinischen Sinne als "Cephalgie" bezeichnet, sind ein allgemeiner Begriff für Schmerzen oder Unbehagen im Kopf- und Gesichtsbereich. Dieses Symptom kann in verschiedenen Formen auftreten und von Betroffenen unterschiedlich wahrgenommen werden. Ein zentrales Merkmal von Kopfschmerzen ist die subjektive Natur des Schmerzes, da er von einer Person zur anderen variieren kann. Für einige Menschen fühlt sich Kopfschmerz dumpf und drückend an, während er für andere scharf und pulsierend sein kann.

Es ist wichtig zu beachten, dass Kopfschmerzen kein eigenständiges Krankheitsbild darstellen, sondern vielmehr ein häufiges Symptom verschiedener Gesundheitsprobleme sind. Diese können von harmlosen Ursachen wie Spannung und Stress bis zu schwerwiegenderen medizinischen Bedingungen reichen. Ein Verständnis für die verschiedenen Arten von Kopfschmerzen und ihre Ursachen ist entscheidend, um angemessene diagnostische und therapeutische Maßnahmen zu ergreifen.

Klassifikation von Kopfschmerzen:

Eine präzise Klassifikation von Kopfschmerzen ist von großer Bedeutung, da sie dazu beiträgt, die Vielfalt von Kopfschmerzen in verschiedene Gruppen oder Kategorien zu unterteilen. Dies ermöglicht es Ärzten und Fachleuten im Gesundheitswesen, Kopfschmerzen besser zu diagnostizieren und angemessene Behandlungsstrategien zu entwickeln. Die International Headache Society (IHS) hat einen international anerkannten Klassifikationskatalog entwickelt, der verschiedene Kopfschmerzarten in spezifische Kategorien unterteilt. Dieser Katalog wird regelmäßig aktualisiert, um die neuesten Erkenntnisse und Entwicklungen in der Kopfschmerzforschung zu berücksichtigen.

Die Klassifikation umfasst im Wesentlichen zwei Hauptkategorien: primäre Kopfschmerzen und sekundäre Kopfschmerzen.

Primäre Kopfschmerzen:

Diese Kategorie umfasst Kopfschmerzen, die eigenständige Erkrankungen darstellen und nicht als Symptom einer anderen Gesundheitsstörung auftreten. Zu den bekanntesten primären Kopfschmerzen gehören Migräne, Spannungskopfschmerzen und Clusterkopfschmerzen. Jede dieser Kopfschmerzarten hat spezifische Merkmale und wird in Untergruppen weiter unterteilt.

Sekundäre Kopfschmerzen:

Sekundäre Kopfschmerzen treten als Folge einer anderen Gesundheitsstörung oder eines äußeren Einflusses auf. Dies kann eine Vielzahl von Ursachen haben, darunter Infektionen, traumatische Verletzungen, entzündliche Prozesse oder medizinische Erkrankungen wie Bluthochdruck. Die Identifizierung und Behandlung der zugrunde liegenden Erkrankung ist bei sekundären Kopfschmerzen von entscheidender Bedeutung.

Innerhalb diesen Hauptkategorien gibt es zahlreiche Untergruppen von Kopfschmerzen, die aufgrund ihrer spezifischen Merkmale, Symptome und Ursachen weiter klassifiziert werden. Dies ermöglicht es Ärzten, eine präzise Diagnose zu stellen und die geeignete Behandlung zu empfehlen.

Die Definition und Klassifikation von Kopfschmerzen bilden somit das Grundgerüst, auf dem unsere weitere Erkundung dieser komplexen Problematik aufbaut. Ein tiefgehendes Verständnis dieser Grundlagen ermöglicht es uns, die Vielfalt von Kopfschmerzen zu erfassen und die nachfolgenden Kapitel zu nutzen, um die verschiedenen Kopfschmerzarten, ihre Symptome und Behandlungsmöglichkeiten ausführlich zu beleuchten.

Anatomie des Kopfes und des Schädels

Die Anatomie des Kopfes und des Schädels ist von zentraler Bedeutung, um die Ursachen und Mechanismen von Kopfschmerzen zu verstehen. Ein solides Wissen über die Strukturen und Funktionen des Kopfes legt die Grundlage dafür, wie Kopfschmerzen entstehen, sich manifestieren und letztendlich behandelt werden können. Dieser Abschnitt wird sich ausführlich mit der Anatomie des Kopfes und des Schädels befassen.

Schädelknochen und Schädelbasis:

Der Schädel besteht aus insgesamt 22 Knochen, die zusammen eine schützende Hülle für das Gehirn bilden. Diese Knochen sind in zwei Hauptteile unterteilt: den Hirnschädel (Neurocranium) und den Gesichtsschädel (Viscerocranium). Der Hirnschädel umfasst die Knochen, die das Gehirn umgeben, während der Gesichtsschädel die Knochen enthält, die das Gesicht bilden. Eine der bemerkenswertesten Strukturen in der Anatomie des Schädels ist die Schädelbasis, die den Übergang zwischen Hirn- und Gesichtsschädel darstellt. Diese Schädelbasis beherbergt wichtige anatomische Merkmale, darunter den Schädelknochen, die Augenhöhlen, die Nasenhöhle und den Zugang zur Halswirbelsäule.

Gehirn und Hirnhäute:

Das Gehirn, das sich im Schädel befindet, ist das Hauptorgan des zentralen Nervensystems. Es wird von den Hirnhäuten (Meningen) umgeben, die das Gehirn schützen und unterstützen. Diese Hirnhäute bestehen aus drei Schichten: der Dura mater (harte Hirnhaut), der Arachnoidea (Spinnwebenhaut) und der Pia mater (weiche Hirnhaut). Jede dieser Schichten erfüllt eine spezifische Funktion, und Schäden oder Entzündungen in diesen Hirnhäuten können zu Kopfschmerzen führen.

Blutgefäße und Nerven:

Im Kopf und im Schädel befindet sich ein umfangreiches Netzwerk von Blutgefäßen und Nerven. Die beiden Hauptarterien, die das Gehirn mit Blut versorgen, sind die linke und rechte A. carotis interna und die A. vertebralis. Die Venen des Gehirns, die für den Abfluss des Blutes verantwortlich sind, sind genauso wichtig. Veränderungen in der Durchblutung und im Druck dieser Gefäße können Kopfschmerzen auslösen.
Die Hauptnerven, die den Kopf innervieren, sind der Trigeminusnerv (Nervus trigeminus) und der Vagusnerv (Nervus vagus). Der Trigeminusnerv ist für die Sensation im Gesichtsbereich verantwortlich, während der Vagusnerv eine Vielzahl von Funktionen steuert, darunter die Regulation der Gefäßspannung und Entzündungsprozesse.

Höhlen und Hohlräume:

Der Kopf enthält verschiedene Höhlen und Hohlräume, die für Kopfschmerzen relevant sein können. Dazu gehören die Nasenhöhle, die Nasennebenhöhlen, die Augenhöhlen und das Mittelohr. Entzündungen oder Infektionen in diesen Bereichen können Kopfschmerzen verursachen.

Ursachen von Kopfschmerzen

Kopfschmerzen können aus einer Vielzahl von Ursachen resultieren, und ein genaues Verständnis dieser Ursachen ist entscheidend, um sie effektiv zu behandeln und zu verhindern. Im Folgenden werden die Hauptursachen von Kopfschmerzen ausführlich beleuchtet.

Primäre Kopfschmerzen:

Migräne:
Die Migräne ist eine der bekanntesten Kopfschmerzarten und wird oft von begleitenden Symptomen wie Übelkeit, Erbrechen und Lichtempfindlichkeit begleitet. Die genauen Ursachen sind noch nicht vollständig verstanden, aber genetische und neurologische Faktoren spielen eine wichtige Rolle.

Spannungskopfschmerzen:
Diese Art von Kopfschmerzen wird oft durch Stress, Verspannungen und psychologische Faktoren ausgelöst. Die genauen Ursachen sind komplex und können von Person zu Person variieren.

Clusterkopfschmerzen:
Clusterkopfschmerzen sind äußerst schmerzhaft und treten in episodischen Anfällen auf. Die genauen Ursachen sind noch nicht vollständig geklärt, aber es wird angenommen, dass eine Fehlfunktion des Hypothalamus eine Rolle spielt.

Sekundäre Kopfschmerzen:

Infektionen:
Infektionskrankheiten wie Grippe, Sinusitis und Meningitis können Kopfschmerzen verursachen. Die Entzündungsprozesse, die mit Infektionen einhergehen, können Schmerzen im Kopfbereich auslösen.

Verletzungen und Traumata:
Kopfverletzungen, wie sie bei Unfällen auftreten, können zu Kopfschmerzen führen. Besonders Gehirnerschütterungen können chronische Kopfschmerzen auslösen.

Bluthochdruck:
Hoher Blutdruck kann Kopfschmerzen verursachen, insbesondere wenn er akut ansteigt. Der erhöhte Druck in den Blutgefäßen kann Schmerzen im Kopf auslösen.

Medikamentenübergebrauch:
Die übermäßige Einnahme von Schmerzmitteln kann zu sogenannten Medikamentenübergebrauchskopfschmerzen führen. Dies ist ein Teufelskreis, bei dem die Schmerzmittel selbst Kopfschmerzen auslösen.

Umweltfaktoren:

Lärm und Licht: Ein lauter und heller Arbeitsplatz oder Umgebungsfaktoren können zu Kopfschmerzen führen, insbesondere bei Menschen, die empfindlich auf Reize reagieren.

Lebensstilfaktoren:

Stress: Stress ist eine der häufigsten Ursachen für Spannungskopfschmerzen. Er führt zu Muskelverspannungen im Nacken und Schulterbereich, was Kopfschmerzen begünstigt-

Schlafmangel: Ein unzureichender Schlaf kann Kopfschmerzen auslösen oder verschlimmern. Der genaue Mechanismus, wie Schlafmangel Kopfschmerzen verursacht, ist noch Gegenstand der Forschung.

Ernährung: Einige Nahrungsmittel und Getränke wie Alkohol, koffeinhaltige Produkte und Lebensmittelzusatzstoffe können Kopfschmerzen auslösen oder verschlimmern.

Neurologische und psychologische Faktoren:

Hormonelle Veränderungen: Bei vielen Frauen treten Kopfschmerzen im Zusammenhang mit hormonellen Veränderungen auf, wie sie während der Menstruation oder der Schwangerschaft auftreten.

Psychologische Faktoren: Depression, Angst und andere psychische Störungen können Kopfschmerzen begünstigen oder als Begleitsymptom auftreten.

Spannungskopfschmerzen

Spannungskopfschmerzen sind eine der häufigsten Arten von Kopfschmerzen und werden oft als alltägliche Kopfschmerzen oder "Stresskopfschmerzen" bezeichnet. Diese Form von Kopfschmerzen betrifft Millionen von Menschen weltweit und kann das tägliche Leben erheblich beeinträchtigen. Ein tieferes Verständnis der Ursachen, Symptome und Behandlungsmöglichkeiten von Spannungskopfschmerzen ist von entscheidender Bedeutung, um Betroffenen zu helfen und ihre Lebensqualität zu verbessern.

Ursachen:

Spannungskopfschmerzen haben eine komplexe Ätiologie und werden oft durch verschiedene Faktoren ausgelöst. Stress spielt eine bedeutende Rolle, und es wird angenommen, dass die Anspannung der Muskulatur im Nacken und Schulterbereich, die durch Stress verursacht wird, zu diesen Kopfschmerzen führt. Zusätzlich können emotionale Faktoren wie Angst und Depression das Risiko für Spannungskopfschmerzen erhöhen. Ein weiterer potenzieller Auslöser ist eine schlechte Haltung, die zu Muskelverspannungen führen kann.

Symptome:

Spannungskopfschmerzen äußern sich oft als dumpfe, drückende Schmerzen im gesamten Kopfbereich, die sich anfühlen, als würde ein enger Gürtel um den Kopf gelegt. Die Schmerzen sind in der Regel leicht bis mäßig stark und können sich auf beide Seiten des Kopfes erstrecken.

Im Gegensatz zu Migräne sind Spannungskopfschmerzen in der Regel nicht von Übelkeit, Erbrechen oder Lichtempfindlichkeit begleitet.

Diese Kopfschmerzen können episodisch auftreten, d.h., sie kommen gelegentlich vor, oder chronisch sein, d.h., sie sind an den meisten Tagen im Monat vorhanden. Chronische Spannungskopfschmerzen können das tägliche Leben erheblich beeinträchtigen und die Lebensqualität der Betroffenen stark reduzieren.

Diagnose:

Die Diagnose von Spannungskopfschmerzen erfolgt in der Regel durch eine ausführliche Anamnese und Untersuchung. Es ist wichtig, andere mögliche Ursachen von Kopfschmerzen auszuschließen, insbesondere sekundäre Kopfschmerzen, die auf eine andere Grunderkrankung hinweisen könnten. Bildgebende Verfahren wie CT- oder MRT-Scans sind in der Regel nicht erforderlich, um Spannungskopfschmerzen zu diagnostizieren.

Behandlung von Spannungskopfschmerzen:

Die Behandlung von Spannungskopfschmerzen kann von Patient zu Patient variieren und sollte in der Regel auf der Schwere und der Häufigkeit der Kopfschmerzen basieren. Es gibt verschiedene Ansätze zur Behandlung von Spannungskopfschmerzen, die sowohl medikamentöse als auch nicht-medikamentöse Maßnahmen umfassen.

1. Nicht-medikamentöse Behandlungsansätze:

- *Entspannungstechniken*: Entspannungstechniken wie progressive Muskelentspannung, Biofeedback und autogenes Training können dazu beitragen, Muskelverspannungen zu reduzieren und Stress abzubauen, was häufig Auslöser für Spannungskopfschmerzen ist. Diese Techniken können erlernt und in den Alltag integriert werden.

- *Stressbewältigung*: Die Identifizierung von Stressfaktoren und die Entwicklung von effektiven Stressbewältigungsstrategien sind entscheidend. Dies kann Psychotherapie, Stressmanagementkurse oder auch die Anpassung des Lebensstils einschließen, um stressige Situationen zu minimieren.

- *Physiotherapie*: Physiotherapie kann hilfreich sein, um die Haltung zu verbessern und Verspannungen im Nacken und Schulterbereich zu lösen. Der Physiotherapeut kann Übungen und Techniken vermitteln, um die Muskeln zu stärken und die Beweglichkeit zu erhöhen.

2. Medikamentöse Behandlungsansätze:

- *Schmerzmittel*: In leichten bis mäßigen Fällen können nicht-verschreibungspflichtige Schmerzmittel wie Paracetamol oder nichtsteroidale entzündungshemmende Medikamente (NSAIDs) wie Ibuprofen zur Linderung der Kopfschmerzen eingesetzt werden. Es ist jedoch wichtig, diese Medikamente in Absprache mit einem Arzt einzunehmen, um Missbrauch oder übermäßige Verwendung zu vermeiden, die zu Medikamentenübergebrauchskopfschmerzen führen können.

- *Muskelrelaxantien*: Bei starken Muskelverspannungen im Nacken und Schulterbereich können Muskelrelaxantien verschrieben werden, um die Muskelspannung zu reduzieren.

- *Antidepressiva*: In einigen Fällen kann der Arzt trizyklische Antidepressiva oder selektive Serotonin-Wiederaufnahmehemmer (SSRIs) verschreiben, um die Schmerzwahrnehmung und Stressreaktionen zu beeinflussen.

- *Kombinationsmedikamente*: Es gibt auch spezielle Kombinationsmedikamente, die Schmerzmittel mit Muskelrelaxantien oder anderen Wirkstoffen kombinieren, um die Schmerzlinderung zu optimieren.

3. Akutbehandlung und Prävention:

Die Wahl der Behandlung hängt von der Art der Kopfschmerzen und deren Häufigkeit ab. Bei akuten Spannungskopfschmerzen kann die Einnahme von Schmerzmitteln ausreichend sein, um die Schmerzen zu lindern. Bei chronischen Spannungskopfschmerzen ist jedoch eine Langzeitbehandlung und Prävention von großer Bedeutung.

Die Prävention von Spannungskopfschmerzen konzentriert sich auf die Reduzierung von Stress, die Vermeidung von Triggerfaktoren und die Förderung einer gesunden Lebensweise. Dies kann die regelmäßige Bewegung, ausreichenden Schlaf, eine ausgewogene Ernährung und Entspannungstechniken wie Yoga oder Meditation einschließen.

In einigen Fällen kann die Zusammenarbeit mit einem Facharzt für Neurologie oder Schmerzmedizin notwendig sein, um eine individuell angepasste Behandlungsstrategie zu entwickeln. Es ist wichtig zu betonen, dass die rechtzeitige Diagnose und angemessene Behandlung von Spannungskopfschmerzen die Lebensqualität erheblich verbessern kann. Dies erfordert eine individuelle Herangehensweise und eine ganzheitliche Betrachtung von Ursachen und Lösungen.

Prävention von Spannungskopfschmerzen

Die Prävention von Spannungskopfschmerzen ist von entscheidender Bedeutung, um das Wiederauftreten der Schmerzen zu minimieren und die Lebensqualität der Betroffenen zu verbessern. Dieser Abschnitt widmet sich verschiedenen Präventionsstrategien, die dazu beitragen können, Spannungskopfschmerzen zu verhindern.

1. Stressbewältigung:

- Stress ist ein bedeutender Auslöser für Spannungskopfschmerzen. Das Erlernen von effektiven Stressbewältigungsstrategien ist daher entscheidend. Dies kann Techniken wie Entspannungsübungen, Meditation, Achtsamkeitstraining und Atemübungen einschließen.

2. Ergonomie am Arbeitsplatz:

- Eine schlechte Haltung am Arbeitsplatz kann zu Muskelverspannungen im Nacken und Schulterbereich führen. Die Optimierung der ergonomischen Bedingungen am Arbeitsplatz, wie die Anpassung des Stuhls, des Bildschirms und der Tastatur, kann dazu beitragen, die Belastung der Muskulatur zu reduzieren

.

3. Regelmäßige Bewegung:

- Körperliche Aktivität kann dazu beitragen, die Muskelspannung zu reduzieren und den allgemeinen Stress abzubauen. Es ist wichtig, regelmäßige Bewegung in den Tagesablauf zu integrieren, sei es durch Sport, Spaziergänge oder andere Aktivitäten.

4. Ausreichender Schlaf:

- Schlafmangel kann das Risiko für Spannungskopfschmerzen erhöhen. Eine ausreichende und regelmäßige Nachtruhe ist daher wichtig, um die Erholung des Körpers und des Gehirns zu fördern.

5. Gesunde Ernährung:

- Eine ausgewogene Ernährung, die reich an Obst, Gemüse, Vollkornprodukten und magerem Eiweiß ist, kann dazu beitragen, den Körper gesund zu halten. Bestimmte Lebensmittel und Getränke, wie Alkohol, koffeinhaltige Produkte und Lebensmittelzusatzstoffe, können Kopfschmerzen auslösen. Daher ist es ratsam, Trigger-Lebensmittel zu meiden.

6. Regelmäßige Pausen:

- Bei sitzenden Tätigkeiten oder langen Bildschirmzeiten sind regelmäßige Pausen wichtig. Aufstehen, sich strecken und die Augen entspannen kann dazu beitragen, Muskelverspannungen und Kopfschmerzen zu verhindern.

7. Hydratation:

- Eine ausreichende Flüssigkeitszufuhr ist wichtig, um Dehydratation zu verhindern, die Kopfschmerzen auslösen kann. Trinken Sie ausreichend Wasser über den Tag verteilt.

8. Triggerfaktoren identifizieren:

- Jeder Mensch kann spezifische Triggerfaktoren haben, die Spannungskopfschmerzen auslösen. Die Identifizierung dieser individuellen Auslöser, sei es in der Ernährung, in der Umgebung oder im Lebensstil, kann dazu beitragen, Kopfschmerzen zu verhindern.

9. Regelmäßige ärztliche Kontrollen:

- Bei chronischen Spannungskopfschmerzen ist es wichtig, regelmäßige ärztliche Kontrollen in Betracht zu ziehen, um die Wirksamkeit der Präventionsstrategien zu überwachen und sicherzustellen, dass keine anderen Gesundheitsprobleme vorliegen.

Migräne

Die Migräne ist eine der häufigsten und beeinträchtigendsten Formen von Kopfschmerzen. Sie betrifft Menschen weltweit und geht oft mit erheblichen Einschränkungen der Lebensqualität einher. Migräne ist weitaus mehr als nur ein Kopfschmerz; sie ist ein neurologisches Syndrom mit komplexen Symptomen. In diesem Abschnitt werden wir die Migräne ausführlich beleuchten, einschließlich ihrer Ursachen, Symptome und Behandlungsmöglichkeiten.

Ursachen:

Die genauen Ursachen der Migräne sind noch nicht vollständig verstanden, aber es gibt verschiedene Faktoren, die eine Rolle spielen können. Eine genetische Veranlagung spielt eine wichtige Rolle, da Migräne oft in Familien gehäuft auftritt. Es wird angenommen, dass die Migräne mit einer übermäßigen Erregbarkeit des Gehirns zusammenhängt, die zu Vasokonstriktion (Verengung der Blutgefäße) und Vasodilatation (Erweiterung der Blutgefäße) führt. Dies kann zu starken Kopfschmerzen führen.

Symptome:

Die Migräne ist durch eine Vielzahl von Symptomen gekennzeichnet, von denen die Kopfschmerzen das herausragende Merkmal sind. Diese Kopfschmerzen sind oft pulsierend, einseitig und von mäßiger bis starker Intensität.

Begleitet werden sie häufig von Übelkeit, Erbrechen, Lichtempfindlichkeit (Photophobie) und Geräuschempfindlichkeit (Phonophobie). Manchmal kann auch eine Aura vor der Kopfschmerzphase auftreten, die visuelle, sensorische oder sprachliche Störungen mit sich bringt. Migräneanfälle können Stunden bis Tage dauern und werden oft durch körperliche Aktivität verstärkt. Während eines Migräneanfalls sind die Betroffenen häufig nicht in der Lage, ihren normalen Aktivitäten nachzugehen.

Diagnose:

Die Diagnose der Migräne basiert in der Regel auf den klinischen Symptomen und der Anamnese. Ärzte können spezifische Diagnosekriterien verwenden, um sicherzustellen, dass es sich um Migräne und nicht um eine andere Kopfschmerzart handelt. Bildgebende Verfahren wie CT- oder MRT-Scans sind in der Regel nicht erforderlich, um Migräne zu diagnostizieren.

Behandlung:

Die Behandlung der Migräne kann in Akuttherapie und Prävention unterteilt werden.

- *Akuttherapie*: Zur Linderung akuter Migräneanfälle können Schmerzmittel wie nichtsteroidale entzündungshemmende Medikamente (NSAIDs) und Triptane eingesetzt werden. Triptane wirken auf die Blutgefäße und Serotoninrezeptoren im Gehirn und können die Kopfschmerzen lindern.

- *Prävention*: Bei chronischer oder häufig auftretender Migräne kann eine langfristige Prävention erforderlich sein. Dazu gehören Medikamente wie Betablocker, Antikonvulsiva, Antidepressiva und Botulinumtoxin-Injektionen. Ein gesunder Lebensstil, der ausreichenden Schlaf, regelmäßige Mahlzeiten und Stressbewältigung einschließt, kann ebenfalls dazu beitragen, die Migräneanfälle zu reduzieren.

Lebensstil und Triggervermeidung:

Die Identifizierung von individuellen Migränetriggern, wie bestimmten Lebensmitteln, Schlafmangel oder hormonellen Veränderungen, ist ein wichtiger Teil der Migränemanagement. Das Vermeiden dieser Triggerfaktoren kann dazu beitragen, Migräneanfälle zu minimieren.

Zusätzliche Therapien:

Zusätzlich zur medikamentösen Therapie können nicht-medikamentöse Ansätze wie Biofeedback, Akupunktur und Entspannungstechniken hilfreich sein, um Migränesymptome zu reduzieren.
Migräne ist eine komplexe und oft chronische Erkrankung, die individuelle Herangehensweisen an Diagnose und Behandlung erfordert. Ein tiefes Verständnis der Symptome, Ursachen und Behandlungsmöglichkeiten ist entscheidend, um Migräne effektiv zu managen und die Lebensqualität der Betroffenen zu verbessern.

Aura und Migränevarianten:

Ein bemerkenswertes Merkmal der Mig:räne sind die sogenannten Aura-Symptome, die einige Menschen vor oder während eines Migräneanfalls erleben. Die Aura ist eine vorübergehende, oft visuelle oder sensorische Störung, die typischerweise etwa 20 Minuten bis eine Stunde dauert. Nicht jeder Migräneanfall ist von einer Aura begleitet, und nicht jeder Mensch mit Migräne erlebt sie. Die Aura kann jedoch faszinierend und gleichzeitig beunruhigend sein.

1. Visuelle Aura:

- Eine der häufigsten Formen der Aura ist die visuelle Aura. Sie kann sich als Flimmern, Blitze, Lichtpunkte oder geometrische Muster im Sichtfeld manifestieren. Einige Menschen beschreiben sie als "Sichtstörungen" oder "Lichtblitze". Die visuelle Aura kann das Sehvermögen stark beeinträchtigen und in der Regel langsam über das Sichtfeld wandern, bevor sie verschwindet.

2. Sensible Aura:

- Eine sensible Aura betrifft das sensorische System. Menschen mit sensibler Aura können Kribbeln, Taubheit oder "Ameisenlaufen" in den Armen, Beinen oder im Gesicht erleben. Dies kann beängstigend sein, da es sich anfühlt, als ob ein Teil des Körpers "eingeschlafen" ist.

3. Sprachliche Aura:

- Bei einigen Menschen kann die Aura Sprachstörungen verursachen. Dies äußert sich in Schwierigkeiten beim Sprechen oder Verstehen von Wörtern. Die Betroffenen können zum Beispiel Wörter vertauschen oder haben Probleme, klare Sätze zu bilden.

4. Andere Aura-Symptome:

- Es gibt auch andere, weniger häufige Aura-Symptome, die das Gehör oder das Gleichgewichtssystem beeinträchtigen können. Dies kann dazu führen, dass Betroffene Tinnitus, Schwindel oder Hörstörungen erleben.

Es ist wichtig zu beachten, dass die Aura in der Regel reversibel ist und sich vor oder gleichzeitig mit den Kopfschmerzen auflöst. Während die Aura-Symptome oft unangenehm sind, können sie als Vorwarnung für einen herannahenden Migräneanfall dienen, was den Betroffenen die Möglichkeit gibt, frühzeitig auf Behandlungen zu reagieren.

Migränevarianten:

Abgesehen von der klassischen Migräne mit Aura gibt es auch Migränevarianten, die einzigartige Symptome aufweisen. Ein Beispiel ist die sogenannte "Migräne ohne Kopfschmerzen" oder "stille Migräne". Bei dieser Variante treten die Aura-Symptome auf, aber ohne begleitende Kopfschmerzen.

Stattdessen können andere Beschwerden wie Übelkeit, Erbrechen oder Stimmungsschwankungen auftreten.

Ein weiteres Beispiel ist die "Menstruationsmigräne", die bei einigen Frauen während der Menstruation auftritt und auf hormonelle Veränderungen zurückgeführt wird. Diese Migränevarianten erfordern oft spezielle Behandlungsansätze, die auf die individuellen Symptome zugeschnitten sind.

Die vielfältigen Aspekte der Migräne, einschließlich der Aura und der verschiedenen Migränevarianten, verdeutlichen, wie komplex und individuell diese Erkrankung sein kann. Ein detailliertes Verständnis der Symptome und die Anpassung der Behandlung an die Bedürfnisse des Einzelnen sind entscheidend, um Migräne effektiv zu managen.

Langfristige Managementstrategien bei Migräne:

Die Langzeitverwaltung von Migräne zielt darauf ab, die Häufigkeit und Intensität der Migräneanfälle zu reduzieren und die Lebensqualität der Betroffenen zu verbessern. Dies erfordert oft eine Kombination aus medikamentösen und nicht-medikamentösen Ansätzen sowie die Identifizierung von individuellen Auslösern.

1. Medikamentöse Prävention:

Die Prävention von Migräneanfällen kann bei Menschen, die unter häufigen und schweren Migräneattacken leiden, erforderlich sein. Es gibt verschiedene Medikamente, die zur Migräneprävention eingesetzt werden können, darunter:

- *Betablocker*: Diese Medikamente, die zur Behandlung von Bluthochdruck eingesetzt werden, können die Häufigkeit und Intensität von Migräneanfällen verringern.
- *Antikonvulsiva*: Einige Antikonvulsiva wie Topiramat und Valproinsäure haben sich als wirksam bei der Migräneprävention erwiesen.
- *Antidepressiva*: Trizyklische Antidepressiva und selektive Serotonin-Wiederaufnahmehemmer (SSRIs) können zur Migräneprävention verschrieben werden, insbesondere wenn Depression oder Angststörungen begleitend auftreten.
- *Botulinumtoxin-Injektionen*: Bei chronischer Migräne können Injektionen von Botulinumtoxin in bestimmte Gesichtsmuskeln hilfreich sein.

Die Auswahl des geeigneten Präventionsmedikaments sollte in Absprache mit einem Arzt erfolgen und basiert auf den individuellen Bedürfnissen und Risiken des Patienten.

2. Triggervermeidung:

Das Identifizieren und Vermeiden von Migränentriggerfaktoren kann dazu beitragen, die Anzahl der Migräneanfälle zu reduzieren. Trigger können vielfältig sein und reichen von bestimmten Lebensmitteln und Getränken über Hormonschwankungen bis hin zu Stress und Schlafmangel. Die Anlage eines Migränetagebuchs kann helfen, individuelle Trigger zu identifizieren.

3. Lebensstiländerungen:

Eine gesunde Lebensführung kann einen positiven Einfluss auf die Migräneprävention haben. Dazu gehören ausreichender Schlaf, regelmäßige Mahlzeiten, körperliche Aktivität, Stressbewältigungstechniken und Entspannungsübungen. Menschen mit Migräne sollten auch auf ihre Flüssigkeitsaufnahme achten und Alkohol- sowie Koffeinkonsum kontrollieren.

4. Biofeedback und Entspannungstechniken:

Biofeedback und Entspannungstechniken wie progressive Muskelentspannung und autogenes Training können dazu beitragen, die körperliche und emotionale Spannung zu reduzieren, was Migräneanfälle begünstigen kann. Diese Techniken werden oft von geschulten Therapeuten vermittelt.

5. Psychologische Unterstützung:

Bei vielen Menschen mit Migräne treten Begleiterscheinungen wie Depression und Angst auf. Psychologische Unterstützung, wie Psychotherapie und kognitive Verhaltenstherapie, kann helfen, diese emotionalen Herausforderungen zu bewältigen.

Die Migräne ist eine komplexe Erkrankung, und die langfristige Verwaltung erfordert eine individuelle Herangehensweise. Das Ziel ist, die Häufigkeit und Intensität der Migräneanfälle zu reduzieren und die Lebensqualität der Betroffenen zu verbessern.

Neue Entwicklungen in der Migräneforschung und Therapie

Die Forschung im Bereich der Migräne hat in den letzten Jahren erhebliche Fortschritte gemacht, was zu vielversprechenden Entwicklungen in der Behandlung geführt hat. Neue Erkenntnisse und Therapien bieten Hoffnung für Menschen, die unter Migräne leiden, insbesondere wenn herkömmliche Behandlungen nicht ausreichend wirksam waren.

1. CGRP-Inhibitoren:

- Ein bemerkenswerter Fortschritt in der Migränetherapie sind die CGRP-Inhibitoren. CGRP (Calcitonin Gene-Related Peptide) ist ein Neuropeptid, das an der Auslösung von Migräneanfällen beteiligt ist. Spezielle Medikamente, die die Wirkung von CGRP blockieren, wurden entwickelt und haben sich als wirksam erwiesen, um die Häufigkeit und Intensität der Migräneanfälle zu reduzieren.

2. Monoklonale Antikörper:

- Neben CGRP-Inhibitoren werden auch monoklonale Antikörper entwickelt, die gezielt Moleküle oder Rezeptoren beeinflussen, die an Migräne beteiligt sind. Diese Medikamente können sowohl in der Prävention als auch in der Akuttherapie eingesetzt werden.

3. Gentherapie:

- In der Forschung werden auch Ansätze zur Gentherapie erforscht, um die genetischen Ursachen von Migräne zu beeinflussen. Dies ist noch in der experimentellen Phase, zeigt jedoch vielversprechende Ergebnisse.

4. Telemedizin und digitale Gesundheitslösungen:

- Die Nutzung von Telemedizin und digitalen Gesundheitslösungen hat die Versorgung von Menschen mit Migräne verbessert. Patienten können Symptome, Triggerfaktoren und Medikationen in Apps verfolgen und Informationen mit ihren Ärzten teilen. Dies ermöglicht eine bessere Individualisierung der Behandlung.

5. Personalisierte Medizin:

- Die Idee der personalisierten Medizin gewinnt an Bedeutung. Die genetische Analyse und die Identifizierung von Biomarkern könnten es ermöglichen, die am besten geeigneten Behandlungen für einzelne Patienten zu bestimmen.

6. Experimentelle Ansätze:

- Es werden auch experimentelle Ansätze erforscht, wie die Verwendung von psychedelischen Substanzen wie Psilocybin, um Migräneanfälle zu behandeln. Diese Ansätze sind jedoch noch in der Forschungsphase und erfordern weitere Untersuchungen.

Die Fortschritte in der Migräneforschung sind ermutigend und bieten Hoffnung für Menschen, die unter dieser belastenden Erkrankung leiden. Während viele dieser neuen Therapien und Ansätze noch in der Entwicklung sind oder in klinischen Studien getestet werden, könnten sie in der Zukunft zu effektiveren Behandlungsmöglichkeiten führen.

Clusterkopfschmerzen

Clusterkopfschmerzen sind eine äußerst schmerzhafte Form von Kopfschmerzen, die oft als eine der schlimmsten Schmerzen beschrieben werden, die ein Mensch erleben kann. Sie gehören zu den seltensten Kopfschmerzarten, aber ihre Intensität und Häufigkeit machen sie zu einer äußerst belastenden Erkrankung. In diesem Abschnitt werden Clusterkopfschmerzen ausführlich erläutert, einschließlich ihrer Merkmale, Ursachen und Behandlungsmöglichkeiten.

Merkmale:

Clusterkopfschmerzen sind gekennzeichnet durch:

- Starken Schmerz: Der Schmerz wird oft als extrem intensiv und bohrend beschrieben. Die meisten Menschen mit Clusterkopfschmerzen können während eines Anfalls nicht stillsitzen und sind äußerst unruhig

.

- Einseitige Schmerzen: Der Schmerz tritt in der Regel auf einer Seite des Kopfes auf, oft um das Auge oder die Schläfe.

- Kurze Dauer: Clusterkopfschmerzen sind in der Regel von kurzer Dauer, dauern jedoch oft nur 15 Minuten bis zu einer Stunde. Sie können mehrmals am Tag auftreten, manchmal sogar bis zu achtmal.

- *Begleitsymptome*: Während eines Anfalls können begleitende Symptome wie Tränenfluss, laufende Nase, Schwellung des Augenlids und Rötung des Auges auftreten. Diese Symptome treten auf der gleichen Seite des Kopfes wie der Schmerz auf.

- *Regelmäßiges Muster*: Clusterkopfschmerzen treten oft in sogenannten "Clustern" oder "Bouten" auf, wobei die Anfälle über einen Zeitraum von Wochen oder Monaten gehäuft auftreten, gefolgt von beschwerdefreien Intervallen.

Ursachen:

Die genaue Ursache von Clusterkopfschmerzen ist noch nicht vollständig verstanden. Es wird angenommen, dass Veränderungen in der Regulation der Blutgefäße im Gehirn und im Bereich des Trigeminusnervs eine Rolle spielen. Eine genetische Veranlagung kann ebenfalls eine Rolle spielen.

Behandlung:

Die Behandlung von Clusterkopfschmerzen zielt darauf ab, die Schmerzen zu lindern und zukünftige Anfälle zu verhindern. Die Behandlung umfasst:

1. *Akuttherapie:*

- *Sauerstofftherapie:* Die Inhalation von reinem Sauerstoff durch eine Gesichtsmaske kann während eines Clusterkopfschmerzanfalls oft rasche Linderung bringen.

- *Triptane:* Triptane sind Medikamente, die die Blutgefäße verengen und die Schmerzen lindern können.
- Lokalanästhetika: In einigen Fällen werden Lokalanästhetika in Form von Nasensprays zur Schmerzlinderung eingesetzt.

2. Prävention:

- Medikamente zur Prävention: Medikamente wie Verapamil, Kortikosteroide und Lithium können zur Vorbeugung von Clusterkopfschmerzanfällen eingesetzt werden.
- Nervenstimulation: In einigen Fällen kann die elektrische Stimulation des Trigeminusnervs oder eine tiefe Hirnstimulation in Erwägung gezogen werden.

3. Lebensstiländerungen:

- Das Vermeiden von Alkohol und das Identifizieren von individuellen Triggerfaktoren können dazu beitragen, Clusterkopfschmerzen zu reduzieren.
- Die Behandlung von Clusterkopfschmerzen erfordert oft eine enge Zusammenarbeit mit einem Facharzt für Neurologie oder Kopfschmerzmedizin. Die Erkrankung kann sehr belastend sein, und die Auswahl der richtigen Behandlungsoptionen ist entscheidend.

Kombinierte Kopfschmerzsyndrome: Mischformen und seltene Kopfschmerzarten

Es gibt eine Vielzahl von Kopfschmerzsyndromen, die Merkmale verschiedener Kopfschmerzarten kombinieren oder seltene und einzigartige Symptome aufweisen. In diesem Abschnitt werden einige dieser kombinierten Kopfschmerzsyndrome beleuchtet, um ein umfassenderes Verständnis für die Vielfalt der Kopfschmerzerkrankungen zu vermitteln.

1. Paroxysmale Hemikranie:

- Paroxysmale Hemikranie ist eine seltene Form von Kopfschmerz, die in wiederkehrenden Anfällen auftritt. Ähnlich wie bei Clusterkopfschmerzen sind die Schmerzen einseitig und äußerst intensiv, treten jedoch häufiger auf (mehrere Anfälle pro Tag) und haben kürzere Dauer (etwa 2-30 Minuten). Sie reagieren oft gut auf Indometacin.

2. SUNCT-Syndrom:

- SUNCT steht für "Short-lasting Unilateral Neuralgiform headache attacks with Conjunctival injection and Tearing." Dieses äußerst seltene Syndrom zeichnet sich durch kurze, sehr schmerzhafte Anfälle aus, die von Rötung des Auges und Tränenfluss begleitet werden.

3. Hemicrania continua:

- Hemicrania continua ist eine seltene Form von chronischem Kopfschmerz, der sich durch kontinuierliche, einseitige Schmerzen mit variabler Intensität auszeichnet. Die Schmerzen werden oft von autonomen Symptomen wie gerötetem Auge und verstopfter Nase begleitet. Diese Form des Kopfschmerzes spricht oft gut auf Indometacin an.

4. Hypnic Headache:

- Hypnic Headache ist eine seltene Kopfschmerzart, die ausschließlich während des Schlafes auftritt und die Betroffenen aus dem Schlaf weckt. Die Schmerzen sind mäßig bis stark und treten häufig bei älteren Menschen auf.

5. Nummuläre Kopfschmerzen:

- Nummuläre Kopfschmerzen sind charakterisiert durch scheibenförmige, gut abgegrenzte Schmerzbereiche auf der Kopfhaut. Diese Schmerzstellen sind empfindlich auf Berührung und können über längere Zeiträume bestehen bleiben.

Diese seltenen und einzigartigen Kopfschmerzsyndrome verdeutlichen die vielfältigen Erscheinungsformen von Kopfschmerzen und wie herausfordernd die Diagnose und Behandlung sein kann. Die Identifikation und Klassifizierung solcher Syndromen erfordert spezielle Kenntnisse und Erfahrung in der Kopfschmerzmedizin, und die Behandlung kann komplex sein. Menschen, die von solchen seltenen Kopfschmerzen betroffen sind, sollten sich an Fachärzte für Kopfschmerzmedizin oder Neurologie wenden.

Sinuskopfschmerzen

Sinuskopfschmerzen sind eine häufige Form von Kopfschmerzen, die oft mit einer Entzündung der Nasennebenhöhlen in Verbindung gebracht werden. In diesem Abschnitt werden Sinuskopfschmerzen ausführlich erläutert, einschließlich ihrer Merkmale, Ursachen und Behandlungsoptionen.

Merkmale:

Sinuskopfschmerzen werden oft von folgenden Merkmalen begleitet:

- *Lokalisation*: Der Schmerz konzentriert sich in der Regel im Bereich der Stirn, der Wangen, der Nase oder des Oberkiefers.
- *Druck und Schweregefühl*: Die Schmerzen werden oft als Druck oder Schweregefühl beschrieben, das auf den betroffenen Nebenhöhlen lastet.
- *Verschlimmerung bei bestimmten Bewegungen*: Sinuskopfschmerzen können sich bei bestimmten Kopfbewegungen, wie beispielsweise Bücken oder Hinlegen, verschlimmern.
- *Begleitsymptome*: Bei Sinuskopfschmerzen können Begleitsymptome wie verstopfte Nase, laufende Nase, Halsschmerzen, Augenrötung und leichte Fieber auftreten.

Ursachen:

Die häufigste Ursache von Sinuskopfschmerzen ist eine Sinusitis, also eine Entzündung der Nasennebenhöhlen.

Diese Entzündung kann durch Infektionen, Allergien oder andere reizende Faktoren verursacht werden. Die Schleimhäute in den Nebenhöhlen schwellen an und produzieren vermehrt Schleim, was zu den charakteristischen Symptomen führt.

Behandlung:

Die Behandlung von Sinuskopfschmerzen zielt darauf ab, die Entzündung der Nasennebenhöhlen zu lindern und die Schmerzen zu reduzieren. Die Behandlung umfasst:

1. Hausmittel und Selbstpflege:

- *Nasenspülung*: Die regelmäßige Spülung der Nasennebenhöhlen mit einer Salzlösung kann dabei helfen, Schleim und Reizstoffe zu entfernen.

- *Feuchtigkeit und Wärme*: Das Einatmen von feuchter Luft oder das Auflegen eines warmen, feuchten Tuchs auf das Gesicht kann Linderung verschaffen.

- *Trinken von ausreichend Flüssigkeit*: Ausreichende Flüssigkeitsaufnahme hilft, den Schleim zu verdünnen und das Abfließen aus den Nebenhöhlen zu erleichtern.

2. Medikamentöse Therapie:

- *Schleimlösende Medikamente*: Diese Medikamente können helfen, den Schleim zu verdünnen und den Abfluss zu fördern.

- *Schmerzmittel*: Schmerzmittel wie Acetaminophen oder entzündungshemmende Medikamente (z. B. Ibuprofen) können die Schmerzen lindern.

- *Nasensprays*: Bei schweren Fällen kann der Arzt abschwellende Nasensprays verschreiben.

3. Antibiotika:

- Wenn die Sinuskopfschmerzen durch eine bakterielle Infektion verursacht werden, kann der Arzt Antibiotika verschreiben.

4. Allergiebehandlung:

- Wenn Allergien die Ursache der Sinuskopfschmerzen sind, kann der Arzt Antihistaminika oder andere allergiespezifische Medikamente empfehlen.

Sinuskopfschmerzen sind in der Regel akut und können gut auf die oben genannten Behandlungsmethoden ansprechen.

Wenn die Beschwerden jedoch anhalten oder sich verschlimmern, sollte ein Arzt konsultiert werden, um mögliche Komplikationen oder chronische Entzündungen auszuschließen. In einigen Fällen kann auch eine bildgebende Diagnostik, wie eine CT- oder MRT-Untersuchung, erforderlich sein, um die genaue Ursache der Beschwerden festzustellen.

Prävention von Sinuskopfschmerzen und Lebensstilmaßnahmen

Die Prävention von Sinuskopfschmerzen und die Implementierung gesunder Lebensstilmaßnahmen können dazu beitragen, das Auftreten und die Schwere dieser Art von Kopfschmerzen zu reduzieren. In diesem Abschnitt werden präventive Maßnahmen und gesunde Lebensstilgewohnheiten erläutert, die bei der Bewältigung von Sinuskopfschmerzen hilfreich sein können.

1. ***Allergiemanagement***:

- *Allergenvermeidung*: Identifizieren und vermeiden Sie Allergene, die Sinuskopfschmerzen auslösen können. Dies kann Hausstaubmilben, Pollen, Tierhaare oder Schimmelpilze einschließen.

- *Luftreiniger*: Die Verwendung von Luftreinigern in Innenräumen kann dazu beitragen, Allergene aus der Luft zu filtern.

- *Hypoallergene Bettwäsche*: Verwenden Sie hypoallergene Bettwäsche und Kissenbezüge, um den Kontakt mit Allergenen während des Schlafens zu minimieren.

2. Nasenspülung:

- Regelmäßiges Spülen der Nasennebenhöhlen mit einer Salzlösung kann helfen, Schleim und Reizstoffe zu entfernen.

3. Hygiene:

- *Händewaschen*: Regelmäßiges Händewaschen verhindert die Ausbreitung von Viren und Bakterien, die Sinusinfektionen verursachen können.

- *Impfungen*: Schutzimpfungen gegen Grippe und Pneumokokken können das Risiko von Atemwegsinfektionen reduzieren.

4. Feuchtigkeit und Wärme:

- *Befeuchtung der Luft*: Die Verwendung eines Luftbefeuchters kann dazu beitragen, die Schleimhäute in den Nasennebenhöhlen feucht zu halten.

- *Wärmeanwendungen*: Das Auflegen eines warmen, feuchten Tuchs auf das Gesicht kann Linderung verschaffen.

5. Gesunde Ernährung:

- Eine ausgewogene Ernährung mit reichlich Obst und Gemüse kann das Immunsystem stärken und Entzündungsprozesse reduzieren.

6. Flüssigkeitsaufnahme:

- Trinken Sie ausreichend Flüssigkeit, um den Schleim zu verdünnen und das Abfließen aus den Nebenhöhlen zu erleichtern.

7. Rauchvermeidung:

- Vermeiden Sie Passivrauchen, da Rauch die Schleimhäute reizen kann.

8. Stressbewältigung:

- Stress kann das Immunsystem beeinflussen. Entwickeln Sie Stressbewältigungsstrategien wie Entspannungstechniken, Meditation und Sport.

9. Schlafhygiene:

- Sorgen Sie für ausreichend Schlaf und eine gute Schlafqualität, da Schlafmangel das Immunsystem schwächen kann.

Die Implementierung dieser Präventionsmaßnahmen und gesunden Lebensstilgewohnheiten kann dazu beitragen, Sinuskopfschmerzen zu verhindern oder ihre Häufigkeit zu reduzieren. Es ist jedoch wichtig zu beachten, dass die genetische Veranlagung und individuelle Faktoren ebenfalls eine Rolle spielen können. Bei anhaltenden oder schweren Sinuskopfschmerzen ist eine ärztliche Beratung empfehlenswert.

Weitere seltene Kopfschmerzarten

Abgesehen von den bereits behandelten Kopfschmerzarten gibt es eine Vielzahl seltener Kopfschmerzsyndrome, die unterschiedliche Ursachen und Merkmale aufweisen. In diesem Abschnitt werden einige dieser seltenen Kopfschmerzarten erläutert, um ein umfassenderes Verständnis für die Vielfalt der Kopfschmerzerkrankungen zu vermitteln.

Sluder-Neuralgie: Die Rätselhafte Nasen- und Rachen-Neuralgie

Sluder-Neuralgie, die gelegentlich auch als Nasenrachen-Neuralgie bezeichnet wird, ist eine seltene und rätselhafte Form von Kopfschmerzen, die im Bereich von Nase und Rachen auftritt.

Diese Kopfschmerzart ist vergleichsweise unbekannt, aber für diejenigen, die darunter leiden, kann sie äußerst quälend und beeinträchtigend sein. In diesem Abschnitt werden die Merkmale, Ursachen und Behandlungsmöglichkeiten von Sluder-Neuralgie ausführlich erläutert.

Merkmale von Sluder-Neuralgie:

Die hervorstechendsten Merkmale der Sluder-Neuralgie sind:

- *Einseitige Schmerzen*: Die Schmerzen treten typischerweise einseitig auf und konzentrieren sich auf das Gesicht und die Nase. Betroffene beschreiben diese Schmerzen oft als stechend und brennend.

- *Auslösende Aktivitäten*: Sluder-Neuralgie wird häufig durch alltägliche Aktivitäten ausgelöst, die an sich harmlos sind. Dazu gehören Kauen, Sprechen, Schlucken und sogar das Einatmen von kühler Luft.

- *Verdauungssysteme betroffen*: Die Schmerzen können tief in den Nasenrachenraum ausstrahlen, was zu Schluckbeschwerden und Schmerzen im Hals führen kann.

- *Häufig wiederkehrende Anfälle*: Die Anfälle von Sluder-Neuralgie können in unregelmäßigen Abständen wiederkehren und variieren in ihrer Intensität und Dauer.

Ursachen von Sluder-Neuralgie:

Die genauen Ursachen von Sluder-Neuralgie sind bis heute nicht eindeutig geklärt. Es wird vermutet, dass die Schmerzen mit einer Reizung oder Überempfindlichkeit der Gesichtsnerven in der Nähe der Nasennebenhöhlen zusammenhängen könnten.

Dies könnte durch Entzündungen, Verletzungen oder anatomische Besonderheiten verursacht werden. Weitere Forschung ist erforderlich, um die genauen Mechanismen zu verstehen.

Behandlung von Sluder-Neuralgie:

Die Behandlung von Sluder-Neuralgie kann eine Herausforderung darstellen, da diese Kopfschmerzart vergleichsweise selten ist. Die Ansätze zur Behandlung können variieren und umfassen:

- *Medikamente*: Schmerzlindernde Medikamente wie nichtsteroidale Entzündungshemmer (NSAIDs) oder Antikonvulsiva können in einigen Fällen Linderung verschaffen.

- *Nervenblockaden*: In schweren Fällen kann eine Nervenblockade in Betracht gezogen werden, um die Übertragung der Schmerzsignale zu unterbrechen.

- *Nasensprays*: Einige Patienten berichten über Erleichterung durch die Verwendung von Nasensprays, die die Nasenschleimhäute abschwellen lassen.

- *Chirurgische Eingriffe*: In seltenen Fällen kann eine Operation in Betracht gezogen werden, um Nervenkompressionen oder anatomische Anomalien zu korrigieren.

Dies könnte durch Entzündungen, Verletzungen oder anatomische Besonderheiten verursacht werden. Weitere Forschung ist erforderlich, um die genauen Mechanismen zu verstehen.

Die Herausforderung bei der Behandlung von Sluder-Neuralgie liegt in der individuellen Variation der Symptome und der begrenzten Erfahrung der medizinischen Gemeinschaft mit dieser seltenen Kopfschmerzart. Eine sorgfältige Diagnosestellung und die Zusammenarbeit mit einem Facharzt für Kopfschmerzmedizin oder Neurologie sind entscheidend, um die bestmögliche Behandlungsoption zu ermitteln und Betroffenen bei der Bewältigung dieser quälenden Erkrankung zu helfen. Es ist wichtig, dass Menschen, die unter Sluder-Neuralgie leiden, wissen, dass sie nicht allein sind und dass medizinische Hilfe und Unterstützung verfügbar sind.

Stabsyndrom (Ice-Pick-Kopfschmerz): Wenn der Blitz des Schmerzes einschlägt

Das Stabsyndrom, medizinisch auch als "Ice-Pick-Kopfschmerz" bezeichnet, ist eine äußerst ungewöhnliche und schmerzhafte Form von Kopfschmerz, die sich durch kurze, aber extrem intensive Schmerzstiche im Kopf auszeichnet. Diese Schmerzstiche sind von Natur aus plötzlich, fast wie ein Blitz, und dauern in der Regel nur wenige Sekunden. Dennoch können sie mehrmals täglich auftreten und das Leben der Betroffenen erheblich beeinträchtigen. In diesem Abschnitt werden die Merkmale, Ursachen und Behandlungsmöglichkeiten des Stabsyndroms ausführlich erörtert.

Merkmale des Stabsyndroms:
Das Stabsyndrom ist charakterisiert durch die folgenden Merkmale:

- Intensive Schmerzstiche: Die Schmerzen, die Menschen mit Stabsyndrom erleben, sind extrem intensiv und werden oft als "stechend" oder "elektrisierend" beschrieben. Sie sind so schmerzhaft, dass sie oft als die schlimmsten Kopfschmerzen empfunden werden, die jemand je erlebt hat.

- Kurze Dauer: Trotz ihrer Intensität dauern die Schmerzstiche nur sehr kurz, oft nur Sekunden. Diese kurze, aber quälende Schmerzperiode kann jedoch mehrmals am Tag wiederkehren.

- Einseitigkeit: Stabsyndrom tritt in der Regel einseitig auf und kann verschiedene Kopfbereiche betreffen. Die Schmerzen können sich von einem Punkt zum anderen im Kopf bewegen.

- *Paroxysmale Natur:* Das Stabsyndrom ist paroxysmal, was bedeutet, dass die Schmerzen in Anfällen auftreten und dann wieder verschwinden können. Zwischen den Anfällen sind Betroffene in der Regel schmerzfrei.

Behandlung des Stabsyndroms:
Die Behandlung des Stabsyndroms kann eine Herausforderung darstellen, da es keine spezifischen Medikamente oder etablierten Therapieansätze für diese Kopfschmerzart gibt. Die Behandlung kann individuell angepasst werden und umfassen:

- Schmerzlinderung: Akute Schmerzmittel können bei der Linderung von Schmerzattacken helfen.

- Prophylaktische Medikamente: In einigen Fällen können prophylaktische Medikamente in Erwägung gezogen werden, um die Häufigkeit und Schwere der Anfälle zu reduzieren.

- Nervenblockaden: In schweren Fällen kann die Injektion von Lokalanästhetika in bestimmte Kopfbereiche zur vorübergehenden Linderung der Schmerzen verwendet werden.

- Vermeidung von Triggern: Identifikation und Vermeidung von individuellen Triggern, die die Schmerzen auslösen können.

Die Herausforderung bei der Behandlung des Stabsyndroms besteht darin, dass es sich um eine seltene und schwer zu prognostizierende Kopfschmerzart handelt.

Eine umfassende Diagnose und die Zusammenarbeit mit einem Facharzt für Kopfschmerzmedizin oder Neurologie sind entscheidend, um die bestmögliche Behandlungsoption zu ermitteln und Betroffenen bei der Bewältigung dieser intensiven Kopfschmerzen zu helfen. Menschen, die unter Stabsyndrom leiden, sollten wissen, dass sie nicht allein sind und dass medizinische Hilfe und Unterstützung verfügbar sind, um ihre Lebensqualität zu verbessern.

Occipitalneuralgie: Wenn der Hinterkopf zum Schmerzzentrum wird

Occipitalneuralgie ist eine spezielle Form von Kopfschmerz, die durch stechende Schmerzen im Hinterkopfbereich gekennzeichnet ist. Diese Schmerzen gehen von den Nerven im Nacken- und Hinterhauptbereich aus und können einseitig oder beidseitig auftreten. Sie können sich bis in die Stirn erstrecken und werden oft durch Kopfbewegungen oder Druck auf die Nervenbahnen verschlimmert. In diesem Abschnitt werden die Merkmale, Ursachen und Behandlungsmöglichkeiten der Occipitalneuralgie ausführlich erörtert.

Merkmale der Occipitalneuralgie:
Occipitalneuralgie weist folgende Merkmale auf:

- Stechende Schmerzen: Die Schmerzen werden oft als stark stechend und brennend beschrieben. Sie können in der Regel auf einen bestimmten Bereich im Nacken und Hinterkopf lokalisiert sein.

- Einseitiger oder beidseitiger Schmerz: Die Schmerzen können einseitig oder beidseitig auftreten, was bedeutet, dass sie entweder nur auf einer Seite oder auf beiden Seiten des Kopfes spürbar sind.

- Ausstrahlung in die Stirn: Die Schmerzen können sich bis in die Stirn erstrecken und Kopfschmerzsymptome verursachen, die häufig mit Migräne verwechselt werden.

- Bewegungsabhängigkeit: Kopfbewegungen und Druck auf die betroffenen Nervenbahnen können die Schmerzen deutlich verstärken, was für Betroffene besonders belastend ist.

Ursachen der Occipitalneuralgie:
Occipitalneuralgie kann verschiedene Ursachen haben, darunter:

- Nervenreizung: Reizungen oder Entzündungen der Nerven im Nacken- und Hinterhauptbereich, die häufig durch traumatische Verletzungen oder Muskelverspannungen verursacht werden.

- Kompression der Nerven: Die Nerven können durch anatomische Anomalien, Tumoren oder degenerative Veränderungen der Wirbelsäule komprimiert werden.

Behandlung der Occipitalneuralgie:
Die Behandlung von Occipitalneuralgie kann verschiedene Ansätze umfassen:

- Medikamente: Schmerzlindernde Medikamente, Muskelrelaxantien und entzündungshemmende Medikamente können zur Linderung der Schmerzen eingesetzt werden.

- Nervenblockaden: Lokalanästhetika können injiziert werden, um die betroffenen Nervenbahnen vorübergehend zu blockieren und Schmerzen zu lindern.

- Physiotherapie: Physiotherapie kann dazu beitragen, die Nackenmuskulatur zu stärken und Verspannungen zu reduzieren.

- Chirurgische Eingriffe: In schweren Fällen, in denen eine Kompression der Nerven vorliegt, kann eine Operation zur Entlastung der Nervenbahnen notwendig sein.

Die Behandlung der Occipitalneuralgie sollte auf die individuellen Bedürfnisse und Ursachen des Betroffenen zugeschnitten sein. Eine umfassende Diagnosestellung und die Zusammenarbeit mit einem Facharzt für Kopfschmerzmedizin oder Neurologie sind entscheidend, um die bestmögliche Behandlungsoption zu ermitteln und Betroffenen bei der Bewältigung dieser schmerzhaften Erkrankung zu helfen. Menschen, die unter Occipitalneuralgie leiden, sollten wissen, dass sie nicht allein sind und dass medizinische Hilfe und Unterstützung verfügbar sind, um ihre Lebensqualität zu verbessern.

Thunderclap-Kopfschmerz: Der schmerzhafte Donnerschlag des Gehirns

Der Thunderclap-Kopfschmerz, wörtlich übersetzt als "Donnerschlag-Kopfschmerz", ist eine äußerst beunruhigende und schmerzhafte Kopfschmerzart, die sich durch ihre plötzliche und intensive Erscheinung auszeichnet. Die Bezeichnung "Donnerschlag" verdeutlicht, dass diese Art von Kopfschmerz wie ein blitzartiger Schlag empfunden wird. Der Thunderclap-Kopfschmerz ist nicht nur schmerzhaft, sondern kann auch auf schwerwiegende Erkrankungen hinweisen, was eine sofortige ärztliche Untersuchung erfordert. In diesem Abschnitt werden die Merkmale, mögliche Ursachen und die dringend erforderliche medizinische Versorgung bei Thunderclap-Kopfschmerz ausführlich erörtert.

Merkmale des Thunderclap-Kopfschmerzes:
Der Thunderclap-Kopfschmerz weist folgende charakteristische Merkmale auf:

- Plötzlicher Beginn: Dieser Kopfschmerz beginnt ohne Vorwarnung und entwickelt sich innerhalb von Sekunden bis Minuten.

- Extrem intensive Schmerzen: Die Schmerzen werden als äußerst intensiv und belastend beschrieben. Viele Menschen berichten, dass sie den Schmerz als den schlimmsten empfinden, den sie je erlebt haben.

- Lokalisation: Der Thunderclap-Kopfschmerz kann im gesamten Kopfbereich auftreten, einschließlich des Hinterkopfs, der Stirn oder der Schläfen.

- Dauer: Die Schmerzen können Minuten bis hin zu einigen Stunden anhalten.

Ursachen des Thunderclap-Kopfschmerzes:
Thunderclap-Kopfschmerzen sind besorgniserregend, da sie auf schwerwiegende medizinische Ursachen hinweisen können. Einige der möglichen Ursachen sind:

- Subarachnoidalblutung: Dies ist eine Blutung in den Raum zwischen den Hirnhäuten und kann aufgrund eines geplatzten Aneurysmas oder einer Gefäßverletzung auftreten.

- Meningitis: Eine Entzündung der Hirnhäute kann zu starken Kopfschmerzen führen.

- Intrakranieller Druck: Ein plötzlicher Anstieg des intrakraniellen Drucks kann Kopfschmerzen verursachen.

- Vaskuläre Störungen: Störungen der Blutgefäße im Gehirn, wie eine arterielle Dissektion, können zu Thunderclap-Kopfschmerzen führen.

Medizinische Versorgung bei Thunderclap-Kopfschmerz: Aufgrund der potenziell schwerwiegenden Ursachen erfordert der Thunderclap-Kopfschmerz eine sofortige medizinische Untersuchung und Versorgung. Dies sollte in einem Krankenhaus oder einer Notaufnahme erfolgen, wo umgehend diagnostische Untersuchungen wie eine Computertomographie (CT) oder Magnetresonanztomographie (MRT) durchgeführt werden, um schwerwiegende Erkrankungen auszuschließen. Je nach der festgestellten Ursache kann die Behandlung eine Neurochirurgie, medikamentöse Therapie oder andere Interventionen umfassen.

Der Thunderclap-Kopfschmerz unterstreicht die Dringlichkeit, mit der auf ungewöhnliche Kopfschmerzsymptome reagiert werden muss. Menschen, die plötzlich von diesem intensiven Kopfschmerz heimgesucht werden, sollten sofort ärztliche Hilfe in Anspruch nehmen, um potenziell lebensbedrohliche Erkrankungen auszuschließen und die bestmögliche Behandlung zu erhalten. Diese Art von Kopfschmerz unterstreicht die Bedeutung eines schnellen und effektiven Gesundheitsmanagements.

Orgasmuskopfschmerz: Wenn Lust in Schmerz umschlägt

Orgasmuskopfschmerz, eine äußerst seltene Kopfschmerzform, tritt während oder unmittelbar nach sexueller Aktivität auf, insbesondere während des Orgasmus. Anders als bei den meisten Kopfschmerzen, die auf unterschiedliche Auslöser zurückzuführen sind, haben Orgasmuskopfschmerzen eine klare und direkte Verbindung zur sexuellen Erregung und dem Höhepunkt. In diesem Abschnitt werden die Merkmale, mögliche Ursachen und Behandlungsoptionen für Orgasmuskopfschmerz ausführlich erörtert.

Merkmale des Orgasmuskopfschmerzes: Orgasmuskopfschmerzen zeichnen sich durch folgende Merkmale aus:

- Plötzlicher Beginn: Die Kopfschmerzen treten plötzlich und während des Orgasmus oder unmittelbar danach auf.

- Intensive Schmerzen: Die Schmerzen werden als äußerst intensiv und quälend beschrieben. Sie können stark stechend, pochend oder drückend sein.

- Lokalisation: Die Kopfschmerzen sind oft auf den Hinterkopf oder die Schläfen konzentriert.

- Kurze Dauer: Die Schmerzen dauern normalerweise nur wenige Minuten, können jedoch für Betroffene sehr belastend sein.

Ursachen des Orgasmuskopfschmerzes:
Die genauen Ursachen des Orgasmuskopfschmerzes sind nicht vollständig verstanden, aber es wird angenommen, dass sie mit der plötzlichen Freisetzung von Neurotransmittern und dem Anstieg des Blutdrucks während des Orgasmus zusammenhängen könnten. Bei einigen Menschen können strukturelle Anomalien oder Gefäßerkrankungen im Kopf- und Nackenbereich ebenfalls eine Rolle spielen.

Behandlung von Orgasmuskopfschmerz:
Die Behandlung von Orgasmuskopfschmerz kann je nach Schweregrad und Ursache variieren. Die Optionen können Folgendes umfassen:

- *Medikamente*: Schmerzlindernde Medikamente wie nichtsteroidale Entzündungshemmer (NSAIDs) oder Triptane können zur Linderung der Kopfschmerzen eingesetzt werden.

- *Prophylaktische Medikamente*: In einigen Fällen kann die regelmäßige Einnahme bestimmter Medikamente zur Vorbeugung von Orgasmuskopfschmerzen in Erwägung gezogen werden.

- *Vermeidung von Auslösern*: In einigen Fällen kann die Identifikation und Vermeidung von Auslösern, wie Alkohol oder Stress, dazu beitragen, die Häufigkeit der Kopfschmerzen zu reduzieren.

- *Psychotherapie*: Die Psychotherapie kann in Erwägung gezogen werden, um stressbedingte oder psychische Faktoren zu bewältigen, die zur Entstehung von Orgasmuskopfschmerzen beitragen können.

Da Orgasmuskopfschmerz selten ist, ist die effektive Behandlung eine Herausforderung. Menschen, die unter diesen Kopfschmerzen leiden, sollten jedoch medizinische Hilfe in Anspruch nehmen, um die Symptome zu bewerten und eine geeignete Behandlungsstrategie zu entwickeln. Die Zusammenarbeit mit einem Facharzt für Kopfschmerzmedizin oder einem Neurologen ist oft notwendig, um die bestmögliche Unterstützung und Schmerzlinderung zu erhalten.

Sekundäre Kopfschmerzen: Wenn der Schmerz ein Symptom ist

Sekundäre Kopfschmerzen sind keine eigenständigen Erkrankungen, sondern vielmehr Symptome anderer zugrunde liegender medizinischer Probleme. Diese Kopfschmerzen können vielfältige Ursachen haben und treten als Begleitsymptome von verschiedenen Gesundheitszuständen auf. Hier werden die Merkmale, möglichen Ursachen und die Bedeutung der Diagnose und Behandlung von sekundären Kopfschmerzen ausführlich erörtert.

Merkmale von Sekundären Kopfschmerzen:
Die Charakteristika sekundärer Kopfschmerzen variieren je nach der zugrunde liegenden Ursache. Allerdings weisen sie einige gemeinsame Merkmale auf:

- Begleitsymptom: Sekundäre Kopfschmerzen sind Begleitsymptome anderer Erkrankungen und treten nicht eigenständig auf.

- Variabler Schmerzcharakter: Der Schmerzcharakter kann von dumpf und drückend bis hin zu stechend und intensiv reichen.

- Dauer und Häufigkeit: Die Dauer und Häufigkeit sekundärer Kopfschmerzen sind stark von der Grunderkrankung abhängig.

- Auslöser: Die Kopfschmerzen treten oft im Zusammenhang mit den Aktivitäten auf, die mit der Grunderkrankung oder -störung verbunden sind.

Mögliche Ursachen von Sekundären Kopfschmerzen:
Sekundäre Kopfschmerzen können auf eine Vielzahl von zugrunde liegenden Erkrankungen hinweisen. Einige der häufigsten Ursachen sind:

- Schlaganfall: Migräne kann ein Begleitsymptom eines Schlaganfalls sein.

- Hirntumoren: Tumoren im Gehirn können Kopfschmerzen verursachen, insbesondere wenn sie auf die umliegenden Gewebe drücken.

- Infektionen: Infektionskrankheiten wie Meningitis oder Sinusitis können starke Kopfschmerzen verursachen.

- Gefäßerkrankungen: Aneurysmen oder Gefäßveränderungen können Kopfschmerzen als Folge der Druckausübung auf das umgebende Gewebe verursachen.

- Neurologische Störungen: Neurologische Störungen wie Clusterkopfschmerzen können Kopfschmerzen auslösen.

Diagnose und Behandlung von Sekundären Kopfschmerzen:
Die Diagnose und Behandlung sekundärer Kopfschmerzen erfordert oft spezialisierte Kenntnisse in der Kopfschmerzmedizin. Da die zugrunde liegenden Ursachen vielfältig sind, ist eine umfassende Diagnose unerlässlich. Untersuchungen wie bildgebende Verfahren, neurologische Tests und Laboruntersuchungen können notwendig sein, um die genaue Ursache der Kopfschmerzen zu ermitteln.

Die Behandlung konzentriert sich in erster Linie auf die Therapie der Grunderkrankung oder -störung, die die Kopfschmerzen verursacht. Dies kann Medikamente, Operationen, Physiotherapie oder andere Maßnahmen umfassen. Ein umfassendes Verständnis der verschiedenen Kopfschmerzarten und ihrer Beziehung zu anderen Gesundheitszuständen ist entscheidend, um Betroffenen die bestmögliche Versorgung und Unterstützung zu bieten. Bei anhaltenden oder ungewöhnlichen Kopfschmerzen ist es ratsam, einen Arzt zu konsultieren, der die notwendigen Untersuchungen und Untersuchungen durchführen kann, um die Ursache der Beschwerden festzustellen und eine geeignete Behandlung zu empfehlen.

Typische Kopfschmerzsymptome Das vielfältige Spektrum des Schmerzerlebens

Kopfschmerzen sind eine äußerst vielseitige und komplexe Erkrankung, die in vielen verschiedenen Formen und Intensitätsgraden auftreten kann.

Die Symptome von Kopfschmerzen variieren je nach Art und Ursache, und ein umfassendes Verständnis der typischen Symptome ist entscheidend, um eine genaue Diagnose und die bestmögliche Behandlung zu gewährleisten.

1. Schmerzcharakter:

Die Art des Schmerzes ist ein wesentliches Merkmal bei der Diagnose von Kopfschmerzen. Schmerzen können in vielfältiger Weise wahrgenommen werden:

- *Stechender Schmerz*: Dieser Schmerz wird oft als scharf und punktuell beschrieben, ähnlich einem Stich.
- *Pochender Schmerz*: Ein pulsierender, rhythmischer Schmerz, der häufig bei Migräne auftritt.
- *Dumpfer Schmerz*: Ein schwer zu lokalisierender, kontinuierlicher Schmerz, der oft bei Spannungskopfschmerzen auftritt.

2. Lokalisation:

Die Lokalisation des Schmerzes im Kopf kann variieren und ist ein wichtiger Hinweis auf die Art der Kopfschmerzstörung:

- *Vorderkopf*: Kopfschmerzen, die sich in der Stirn oder an den Schläfen konzentrieren, sind häufig bei Spannungskopfschmerzen oder Migräne.

- *Hinterkopf*: Kopfschmerzen im Hinterkopfbereich können auf Occipitalneuralgie oder Clusterkopfschmerzen hinweisen.

- *Einseitig oder beidseitig*: Einseitige Kopfschmerzen sind charakteristisch für Migräne oder Clusterkopfschmerzen, während Spannungskopfschmerzen oft beidseitig auftreten.

3. Dauer und Häufigkeit:

Die Dauer und Häufigkeit der Kopfschmerzen können erheblich variieren:

- *Akute Kopfschmerzen*: Diese treten plötzlich auf und halten normalerweise weniger als 24 Stunden an. Sie können ein erstes Anzeichen für eine Vielzahl von Ursachen sein, einschließlich Infektionen oder Stress.

- *Chronische Kopfschmerzen*: Diese halten über längere Zeiträume an und treten an den meisten Tagen im Monat auf. Migräne oder Clusterkopfschmerzen können chronisch werden.

4. Begleitsymptome:

Kopfschmerzen können von verschiedenen Begleitsymptomen begleitet sein:

- Übelkeit und Erbrechen: Dies sind häufige Begleitsymptome bei Migräne und Clusterkopfschmerzen.

- Licht- und Lärmempfindlichkeit: Viele Menschen mit Kopfschmerzen empfinden Licht und laute Geräusche als unangenehm.

- Neurologische Symptome: Einige Kopfschmerzen, insbesondere Migräne, können mit neurologischen Symptomen wie Aura einhergehen, die Sehstörungen oder Taubheitsgefühle verursachen.

- Kognitive Beeinträchtigung: Kopfschmerzen können die Denkfähigkeit und Konzentration beeinträchtigen.

5. Auslöser und Trigger:

Kopfschmerzen können durch verschiedene Auslöser und Trigger verursacht oder verschlimmert werden. Dazu gehören Stress, bestimmte Lebensmittel, Alkohol, hormonelle Veränderungen und vieles mehr.
Ein umfassendes Verständnis dieser typischen Kopfschmerzsymptome ist entscheidend, um die richtige Diagnose zu stellen und eine geeignete Behandlung einzuleiten. Menschen, die unter Kopfschmerzen leiden, sollten ihre Symptome und deren Verlauf sorgfältig beobachten und bei anhaltenden oder ungewöhnlichen Kopfschmerzen ärztliche Hilfe in Anspruch nehmen.

Wie Kopfschmerzen diagnostiziert werden Ein Schritt zur gezielten Behandlung

Die korrekte Diagnose von Kopfschmerzen ist ein entscheidender Schritt, um die beste Behandlungsstrategie zu entwickeln.

Da es viele verschiedene Arten von Kopfschmerzen gibt, erfordert die Diagnose eine sorgfältige Untersuchung und Analyse der Symptome, um die genaue Ursache zu ermitteln. Hier wird ausführlich erläutert, wie Kopfschmerzen diagnostiziert werden und welche Schritte in diesem Prozess unternommen werden.

1. Anamnese und Symptomebewertung:

Die Diagnose von Kopfschmerzen beginnt oft mit einer ausführlichen Anamnese, bei der der Arzt den Patienten nach seinen Symptomen, dem Schmerzcharakter, der Lokalisation und der Dauer der Kopfschmerzen befragt. Das genaue Verständnis der Schmerzsymptome ist entscheidend, da sie auf die Art der Kopfschmerzstörung hinweisen können. Begleitsymptome wie Übelkeit, Erbrechen, Lichtempfindlichkeit oder neurologische Symptome werden ebenfalls bewertet.

2. Auslöser und Triggerfaktoren:

Patienten werden auch nach möglichen Auslösern und Triggerfaktoren befragt. Dies können Stress, bestimmte Lebensmittel, Hormonschwankungen oder Umweltfaktoren sein. Die Identifizierung von Auslösern kann dazu beitragen, die Prävention von Kopfschmerzen zu verbessern.

3. Körperliche Untersuchung:

Eine körperliche Untersuchung kann Hinweise auf mögliche Ursachen von Kopfschmerzen liefern. Der Arzt kann den Kopf und Nacken auf Anzeichen von Verspannungen, Verletzungen oder strukturellen Anomalien untersuchen. Neurologische Tests können durchgeführt werden, um festzustellen, ob es Anzeichen für neurologische Störungen gibt.

4. Bildgebende Verfahren:

In einigen Fällen können bildgebende Verfahren wie eine Computertomographie (CT) oder eine Magnetresonanztomographie (MRT) erforderlich sein, um strukturelle Probleme im Gehirn oder den Blutgefäßen zu identifizieren. Diese Untersuchungen sind besonders wichtig, wenn es Hinweise auf schwerwiegende Erkrankungen gibt.

5. Laboruntersuchungen:

Blutuntersuchungen können bei der Diagnose helfen, wenn es Hinweise auf Infektionen, Entzündungen oder Stoffwechselprobleme gibt. Beispielsweise können Blutuntersuchungen bei Verdacht auf Meningitis oder andere Infektionen erforderlich sein.

6. Kopfschmerz-Tagebuch:

Das Führen eines Kopfschmerz-Tagebuchs, in dem Patienten ihre Kopfschmerzen und mögliche Auslöser genau notieren, kann bei der Diagnose und Behandlung helfen. Dieses Tagebuch bietet Ärzten wertvolle Informationen über den Verlauf der Kopfschmerzen und eventuelle Muster.

7. Spezialisierte Tests:

In einigen Fällen können spezialisierte Tests erforderlich sein, um seltene Kopfschmerzarten oder bestimmte Erkrankungen zu diagnostizieren. Dazu gehören beispielsweise Tests zur Überprüfung der Liquorflüssigkeit im Rückenmark bei Verdacht auf Migräne mit Aura oder Clusterkopfschmerzen.

Die genaue Diagnose von Kopfschmerzen erfordert oft die Zusammenarbeit mit einem Facharzt für Neurologie oder Kopfschmerzmedizin. Die Identifizierung der genauen Ursache ist entscheidend, um die am besten geeignete Behandlung zu bestimmen. Menschen, die anhaltende oder ungewöhnliche Kopfschmerzen erleben, sollten unbedingt einen Arzt aufsuchen, um eine genaue Diagnose und geeignete Unterstützung zu erhalten.

Rolle von Ärzten und Spezialisten Wegweiser für die Behandlung von Kopfschmerzen

Die Rolle von Ärzten und Spezialisten in der Diagnose und Behandlung von Kopfschmerzen ist von entscheidender Bedeutung, da Kopfschmerzen eine komplexe und vielfältige Erkrankung sind, die eine präzise Diagnose und eine gezielte Therapie erfordert. In diesem Abschnitt werden die verschiedenen Fachgebiete und die Rolle von Ärzten und Spezialisten im Umgang mit Kopfschmerzen ausführlich erörtert.

1. Allgemeinmediziner oder Hausärzte:

Allgemeinmediziner oder Hausärzte sind oft die ersten Ansprechpartner für Menschen mit Kopfschmerzen. Ihre Rolle umfasst:

- Die Erhebung der Krankengeschichte und Anamnese, um die Art und den Verlauf der Kopfschmerzen zu verstehen.
- Die Untersuchung und körperliche Beurteilung der Patienten, um mögliche Ursachen und Auslöser zu ermitteln.
- Die Bereitstellung von Erstbehandlungen und Ratschlägen zur Schmerzlinderung.

- Die Überweisung an Spezialisten, wenn eine genauere Diagnose oder spezialisierte Behandlung erforderlich ist.

2. Neurologen:

Neurologen sind Ärzte, die auf die Diagnose und Behandlung von Erkrankungen des Nervensystems spezialisiert sind, einschließlich Kopfschmerzen. Ihre Rolle beinhaltet:

- Die genaue Diagnose von Kopfschmerzstörungen, insbesondere von Migräne, Clusterkopfschmerzen und anderen neurologischen Kopfschmerzen.

- Die Verschreibung von Medikamenten zur Vorbeugung und Behandlung von Kopfschmerzen.

- Die Anleitung zur Bewältigung von Kopfschmerzen im Alltag, einschließlich Lebensstiländerungen und Stressbewältigung.

- Die Bereitstellung von spezialisierten Untersuchungen wie EEGs oder Liquorpunktionen, wenn dies zur Diagnose notwendig ist.

3. Kopfschmerzspezialisten:

Kopfschmerzspezialisten sind Neurologen oder Ärzte, die sich ausschließlich auf Kopfschmerzmedizin spezialisiert haben. Ihre Rolle umfasst:

- Die Diagnose und Behandlung von komplexen oder seltenen Kopfschmerzarten, einschließlich Sekundärkopfschmerzen.
- Die Durchführung spezieller Tests und Untersuchungen, um Kopfschmerzen genau zu diagnostizieren.
- Die Entwicklung von individuellen Behandlungsplänen und Präventionsstrategien.
- Die Beratung und Schulung der Patienten im Umgang mit Kopfschmerzen und deren Auslösern.

4. Psychologen oder Psychotherapeuten:

Psychologen oder Psychotherapeuten können eine wichtige Rolle bei der Behandlung von Kopfschmerzen spielen, insbesondere wenn psychische Faktoren wie Stress oder Angstzustände als Auslöser oder Verstärker identifiziert werden. Ihre Aufgaben umfassen:

- Die Durchführung von Verhaltenstherapien, um die Bewältigung von Kopfschmerzen zu verbessern.
- Die Unterstützung bei der Stressbewältigung und der Entwicklung von Entspannungstechniken.

- Die Identifizierung und Behandlung von psychischen Gesundheitsproblemen, die Kopfschmerzen begleiten können.

5. Chirurgen:

In seltenen Fällen, insbesondere bei einigen Formen von Clusterkopfschmerzen, kann eine chirurgische Intervention erforderlich sein. Chirurgen, insbesondere Neurochirurgen, können bei der Behandlung solcher Fälle eine entscheidende Rolle spielen.

Die Zusammenarbeit zwischen Patienten, Allgemeinmedizinern, Neurologen, Kopfschmerzspezialisten und anderen Fachärzten ist entscheidend, um eine umfassende Betreuung und Behandlung von Kopfschmerzen zu gewährleisten

Die Wahl des richtigen Facharztes hängt von der Art und Schwere der Kopfschmerzen ab. Menschen, die unter Kopfschmerzen leiden, sollten nicht zögern, ärztliche Hilfe in Anspruch zu nehmen, um die bestmögliche Unterstützung und Schmerzlinderung zu erhalten.

Selbsthilfemaßnahmen

Aktive Schritte zur Kopfschmerzbewältigung

Selbsthilfemaßnahmen spielen eine entscheidende Rolle bei der Bewältigung und Prävention von Kopfschmerzen. Betroffene können durch gezielte Maßnahmen ihren Schmerz reduzieren, die Häufigkeit von Kopfschmerzanfällen minimieren und ihre Lebensqualität verbessern. Im Folgenden werden verschiedene Selbsthilfemaßnahmen ausführlich erläutert, die dazu beitragen können, mit Kopfschmerzen besser umzugehen.

Kopfschmerztagebuch führen:

Ein Schlüssel zur individuellen Kopfschmerzbewältigung Das Führen eines Kopfschmerztagebuchs stellt eine äußerst nützliche und praktische Selbsthilfemaßnahme dar, die Menschen, die unter wiederkehrenden Kopfschmerzen leiden, dabei unterstützt, ihre Beschwerden besser zu verstehen und effektiver darauf zu reagieren. Dieser Abschnitt widmet sich der Bedeutung eines Kopfschmerztagebuchs und erläutert ausführlich, wie es angelegt wird und welche Vorteile es bietet.

Warum ein Kopfschmerztagebuch führen?

Das Kopfschmerztagebuch ist ein Werkzeug, das dazu dient, eine detaillierte Aufzeichnung über auftretende Kopfschmerzen zu führen. Dies hat mehrere wichtige Funktionen:

1. Identifikation von Mustern und Auslösern: Eines der Hauptziele eines Kopfschmerztagebuchs ist es, wiederkehrende Muster in den Kopfschmerzanfällen zu erkennen. Indem Betroffene den Zeitpunkt, die Dauer, die Schmerzintensität und die begleitenden Symptome notieren, können sie häufig auftretende Muster erkennen. Dies kann Hinweise auf die Art der Kopfschmerzstörung geben, ob es sich um Spannungskopfschmerzen, Migräne oder eine andere Form handelt.

2. Auslöser identifizieren: In vielen Fällen können Kopfschmerzen durch bestimmte Auslöser verschlimmert oder ausgelöst werden. Das Tagebuch ermöglicht es, diese Auslöser zu identifizieren, sei es Stress, bestimmte Lebensmittel, Hormonschwankungen oder Umweltfaktoren wie Wetterveränderungen. Das Wissen um diese Auslöser ist entscheidend, um vorbeugende Maßnahmen zu ergreifen.

3. Verlauf und Behandlung verfolgen: Ein Kopfschmerztagebuch ermöglicht es, den Verlauf der Kopfschmerzen zu dokumentieren. Dies ist besonders wichtig, um festzustellen, ob die gewählten Behandlungsmaßnahmen wirksam sind oder ob Anpassungen erforderlich sind. Es kann auch Ärzten und Spezialisten helfen, die Kopfschmerzbehandlung gezielter zu gestalten.

Wie wird ein Kopfschmerztagebuch geführt?

Das Führen eines Kopfschmerztagebuchs erfordert eine gewisse Disziplin und Genauigkeit. Hier sind die Schritte, um ein effektives Tagebuch zu führen:

1. Dokumentation der Kopfschmerzen: Notieren Sie jedes Mal, wenn Sie Kopfschmerzen haben, das Datum und die Uhrzeit des Auftretens.

2. Schmerzbeschreibung: Beschreiben Sie den Charakter des Kopfschmerzes. Ist er pochend, stechend, drückend oder ziehend? Wo genau spüren Sie den Schmerz?

3. Schmerzintensität: Bewerten Sie die Intensität des Schmerzes auf einer Skala von 1 bis 10, wobei 1 für leichte Kopfschmerzen und 10 für unerträgliche Schmerzen steht.

4. Begleitsymptome: Notieren Sie alle begleitenden Symptome wie Übelkeit, Erbrechen, Lichtempfindlichkeit, Lärmempfindlichkeit oder neurologische Symptome.
5. Dauer des Kopfschmerzes: Erfassen Sie, wie lange der Kopfschmerz anhält und ob er kontinuierlich oder in Anfällen auftritt.

6. Aktivitäten und Umgebung: Machen Sie Angaben darüber, was Sie vor dem Auftreten des Kopfschmerzes getan haben, ob Sie bestimmte Aktivitäten ausgeübt haben oder sich in einer besonderen Umgebung befunden haben.

7. Ernährung und Trinkverhalten: Notieren Sie, welche Nahrungsmittel und Getränke Sie zu sich genommen haben.

8. Stress und Emotionen: Geben Sie an, ob Sie in stressigen Situationen waren oder starke emotionale Belastungen erlebt haben.

9. Schlafmuster: Vermerken Sie Ihre Schlafdauer und Schlafqualität, da Schlafmangel Kopfschmerzen auslösen kann.

10. Behandlungen: Erfassen Sie, welche Maßnahmen Sie ergriffen haben, um den Kopfschmerz zu lindern, wie die Einnahme von Schmerzmitteln oder Entspannungstechniken.

Welche Vorteile bietet ein Kopfschmerztagebuch?

Die Führung eines Kopfschmerztagebuchs kann zahlreiche Vorteile bieten:

- Präzise Diagnose: Durch das Erkennen von Mustern und Auslösern kann das Tagebuch Ärzten bei der genauen Diagnose von Kopfschmerzen helfen.

- Gezielte Prävention: Die Identifikation von Auslösern ermöglicht es Betroffenen, gezielte Maßnahmen zur Prävention zu ergreifen.

- Individuelle Behandlung: Mit den Daten aus dem Tagebuch können Ärzte individuelle Behandlungspläne entwickeln und anpassen.

- Kontrolle und Empowerment: Die aktive Rolle beim Führen des Tagebuchs gibt den Betroffenen ein Gefühl der Kontrolle und des Empowerments über ihre Gesundheit.

- Verbesserte Lebensqualität: Durch die Identifikation und Bewältigung von Kopfschmerzauslösern kann die Lebensqualität erheblich gesteigert werden.

Ein Kopfschmerztagebuch ist somit ein äußerst wertvolles Instrument zur Bewältigung von Kopfschmerzen. Es ermöglicht eine präzise Diagnose, gezielte Prävention und eine individuell angepasste Behandlung, was letztendlich dazu beiträgt, Kopfschmerzen effektiver zu bewältigen und die Lebensqualität zu verbessern.

Lebensstiländerungen

Schlüssel zur Kopfschmerzprävention und -bewältigung

Die Anpassung des Lebensstils spielt eine entscheidende Rolle bei der Prävention und Bewältigung von Kopfschmerzen. Dieser Abschnitt beleuchtet ausführlich verschiedene Maßnahmen, die Menschen mit Kopfschmerzen ergreifen können, um ihren Lebensstil anzupassen und ihre Gesundheit zu fördern.

Regelmäßiger Schlaf: Die Bedeutung einer guten Nachtruhe

Ein ausgewogener und regelmäßiger Schlaf ist von entscheidender Bedeutung, um Kopfschmerzen vorzubeugen. Schlafmangel und unregelmäßige Schlafgewohnheiten können Kopfschmerzen auslösen oder deren Intensität verstärken. Hier sind einige wichtige Aspekte in Bezug auf Schlaf und Kopfschmerzen:

- *Schlafzeitplan*: Die Einhaltung eines regelmäßigen Schlafzeitplans, bei dem Sie zur gleichen Zeit ins Bett gehen und aufstehen, hilft, den Schlaf-Wach-Rhythmus zu regulieren.

- *Schlafumgebung*: Eine angenehme Schlafumgebung, mit gedämpftem Licht und angemessener Raumtemperatur, trägt dazu bei, erholsamen Schlaf zu fördern.

- *Schlafhygiene*: Die Vermeidung von stimulierenden Substanzen wie Koffein und Alkohol vor dem Schlafengehen sowie die Reduzierung von Bildschirmzeit können dazu beitragen, Schlafstörungen zu minimieren.

Gesunde Ernährung: Die Rolle von Nahrungsmitteln bei Kopfschmerzen

Die Ernährung spielt eine wichtige Rolle bei der Kopfschmerzprävention. Bestimmte Lebensmittel und Getränke können Kopfschmerzen auslösen oder verstärken. Es ist ratsam, die folgenden Maßnahmen zu berücksichtigen:

- Vermeidung von Auslösern: Die Identifikation von Nahrungsmitteln, die Kopfschmerzen auslösen können, und deren Vermeidung ist entscheidend. Zu den häufigsten Auslösern gehören koffeinhaltige Getränke, Alkohol, verarbeitete Lebensmittel und künstliche Süßstoffe.

- Ausgewogene Ernährung: Eine ausgewogene Ernährung, die reich an Obst, Gemüse, Vollkornprodukten und magerem Eiweiß ist, kann dazu beitragen, Nährstoffmängel zu vermeiden, die Kopfschmerzen auslösen könnten.

- Regelmäßige Mahlzeiten: Das Einhalten regelmäßiger Mahlzeiten und das Vermeiden von extremen Hungerperioden sind wichtig, da Hunger Kopfschmerzen verschlimmern kann.

Stressmanagement: Stress als wichtiger Auslöser

Stress ist ein bekannter Auslöser von Kopfschmerzen. Die Implementierung von Stressbewältigungstechniken kann die Häufigkeit und Intensität von Kopfschmerzen reduzieren:

- *Entspannungstechniken*: Die regelmäßige Anwendung von Entspannungstechniken wie Meditation, Yoga oder autogenes Training kann dazu beitragen, Stress abzubauen und Kopfschmerzen vorzubeugen.

- *Bewegung*: Regelmäßige körperliche Aktivität fördert die Freisetzung von Endorphinen, die als natürliche Schmerzmittel wirken und die Stimmung heben. Dies kann dazu beitragen, Stress abzubauen und Kopfschmerzen zu reduzieren.

- *Pausen im Arbeitsalltag*: Die Einplanung von kurzen Pausen im Arbeitsalltag, um sich zu erholen und zu entspannen, kann stressbedingten Kopfschmerzen entgegenwirken.

Hydration: Dehydrierung und Kopfschmerzen

Eine ausreichende Flüssigkeitszufuhr ist entscheidend, um Dehydrierung als Kopfschmerzauslöser zu verhindern:

- Wasserzufuhr: Trinken Sie ausreichend Wasser im Laufe des Tages, insbesondere wenn Sie körperlich aktiv sind oder bei warmem Wetter.
- Vermeidung von übermäßigem Alkoholkonsum: Alkohol kann dehydrierend wirken, daher ist der mäßige Konsum wichtig.
- Vermeidung von übermäßigem Koffeinkonsum: Obwohl Koffein in Maßen Kopfschmerzen lindern kann, kann übermäßiger Konsum zu Entzugserscheinungen und Kopfschmerzen führen.

Die Anpassung des Lebensstils in Bezug auf Schlaf, Ernährung, Stressbewältigung und Flüssigkeitszufuhr kann dazu beitragen, Kopfschmerzen zu verhindern und die Lebensqualität zu steigern. Es ist wichtig, diese Maßnahmen als langfristige Veränderungen zu betrachten, um nachhaltige Ergebnisse zu erzielen.

Vermeidung von Auslösern

Ein Schlüssel zur Reduzierung von Kopfschmerzattacken

Die Identifikation und Vermeidung von Kopfschmerzauslösern ist ein zentraler Aspekt bei der Bewältigung von Kopfschmerzen. Dieser Abschnitt widmet sich der Bedeutung dieses Schrittes und erläutert ausführlich, wie Menschen ihre Kopfschmerzauslöser identifizieren und gezielt vermeiden können.

Warum ist die Vermeidung von Auslösern wichtig?
Die Vermeidung von Auslösern ist von entscheidender Bedeutung, da viele Kopfschmerzarten, insbesondere Migräne, durch spezifische Faktoren ausgelöst oder verschlimmert werden können. Die Identifikation und das Verständnis dieser Auslöser ermöglichen es Betroffenen, präventive Maßnahmen zu ergreifen und Kopfschmerzanfälle zu reduzieren. Die häufigsten Kopfschmerzauslöser umfassen:

1. Lebensmittel und Getränke: Bestimmte Lebensmittel und Getränke können Kopfschmerzen auslösen, darunter Alkohol, koffeinhaltige Getränke, Schokolade, gereifte Käsesorten, MSG (Mononatriumglutamat) und künstliche Süßstoffe.

2. Umweltfaktoren: Helle Lichter, laute Geräusche, starke Gerüche und Wetterveränderungen gehören zu den Umweltfaktoren, die Kopfschmerzen auslösen können

3. Stress und Emotionen: Stress, Ärger, Angst und starke emotionale Belastungen sind bekannte Auslöser für Kopfschmerzen.

4. Hormonschwankungen: Insbesondere Frauen können Kopfschmerzanfälle erleben, die mit hormonellen Veränderungen im Zusammenhang mit dem Menstruationszyklus oder der Menopause stehen.
5. Schlafmangel: Unzureichender Schlaf oder Schlafstörungen können Kopfschmerzen begünstigen.

Wie werden Auslöser identifiziert?

Die Identifikation von Kopfschmerzauslösern erfordert eine sorgfältige Beobachtung und Dokumentation. Hier sind Schritte, die Betroffene unternehmen können, um Auslöser zu identifizieren:

*1. Führen eines Kopfschmerztagebuch*s: Das regelmäßige Führen eines Tagebuchs, in dem Kopfschmerzanfälle und begleitende Faktoren genau dokumentiert werden, kann dabei helfen, Muster zu erkennen und Auslöser zu identifizieren.

2. Selbstbeobachtung: Betroffene sollten achtsam auf ihre körperlichen und emotionalen Reaktionen achten, insbesondere in den Stunden oder Tagen vor einem Kopfschmerzanfall. Dies kann Hinweise auf bestimmte Auslöser geben.

3. Provokationstests: In einigen Fällen können Provokationstests unter ärztlicher Anleitung durchgeführt werden. Dies beinhaltet das gezielte Aussetzen gegenüber potenziellen Auslösern, um deren Auswirkungen zu beobachten.

Wie können Auslöser vermieden werden?

Die Vermeidung von Kopfschmerzauslösern erfordert ein bewusstes und strukturiertes Vorgehen:

1. Ernährung: Betroffene sollten lernen, auf Lebensmittel und Getränke zu verzichten, die bei ihnen Kopfschmerzen auslösen. Dies kann bedeuten, auf bestimmte Lebensmittelgruppen gänzlich zu verzichten oder deren Konsum stark zu reduzieren.

2. Umweltfaktoren: Es ist ratsam, sich vor Umweltfaktoren zu schützen, die Kopfschmerzen auslösen können. Dies kann das Tragen von Sonnenbrillen bei hellem Licht, das Tragen von Ohrstöpseln bei lauten Geräuschen oder das Aufhalten in gut belüfteten Räumen bei Wetterveränderungen umfassen.

3. Stressbewältigung: Stressbewältigungstechniken wie Meditation, Yoga, tiefes Atmen und regelmäßige Pausen können dazu beitragen, den Einfluss von Stress auf Kopfschmerzen zu minimieren.

4. Hormonelle Auslöser: Frauen, die Kopfschmerzen mit hormonellen Veränderungen in Verbindung bringen, können mit ihrem Arzt über präventive Maßnahmen sprechen, einschließlich hormoneller Therapie.

Die Vermeidung von Auslösern erfordert Engagement und Geduld, da es oft notwendig ist, verschiedene Strategien auszuprobieren, um die wirksamsten Maßnahmen zu identifizieren. Die Vermeidung von Auslösern kann jedoch dazu beitragen, die Häufigkeit von Kopfschmerzattacken signifikant zu reduzieren.

Entspannungstechniken

Stressreduktion und Kopfschmerzlinderung

Entspannungstechniken spielen eine entscheidende Rolle bei der Bewältigung von Kopfschmerzen. Sie bieten wirksame Strategien zur Stressreduktion und zur Verringerung der Intensität von Kopfschmerzen.

In diesem Abschnitt werden verschiedene Entspannungstechniken ausführlich erläutert, die Menschen in ihren Alltag integrieren können, um Kopfschmerzen präventiv zu behandeln.

Warum sind Entspannungstechniken wichtig?
Stress ist ein häufiger Auslöser von Kopfschmerzen, insbesondere von Migräne. Die Anwendung von Entspannungstechniken kann dazu beitragen, die Stressreaktion des Körpers zu reduzieren und somit die Häufigkeit und Intensität von Kopfschmerzattacken zu verringern.

Diese Techniken fördern auch das allgemeine Wohlbefinden und die psychische Gesundheit.

Welche Entspannungstechniken gibt es?

Es gibt verschiedene Entspannungstechniken, die bei der Prävention von Kopfschmerzen nützlich sein können:

1. Progressive Muskelentspannung (PME): Bei dieser Technik werden verschiedene Muskelgruppen im Körper nacheinander angespannt und dann entspannt. Dies hilft, körperliche Anspannung abzubauen und fördert ein allgemeines Gefühl der Entspannung.

2. Atemübungen: Die Konzentration auf die Atmung und das bewusste Ein- und Ausatmen kann Stress abbauen. Tiefes und langsames Atmen aktiviert das parasympathische Nervensystem, das für Entspannung verantwortlich ist.

3. Yoga und Tai Chi: Diese Bewegungsformen kombinieren Körperübungen mit Entspannungstechniken und Atemkontrolle. Sie verbessern die Flexibilität, reduzieren Stress und können Kopfschmerzen vorbeugen.

4. *Biofeedback*: Biofeedback ist eine Technik, bei der Messgeräte eingesetzt werden, um Körperfunktionen wie Muskelspannung, Herzfrequenz und Hauttemperatur zu überwachen. Dies ermöglicht es den Betroffenen, Körpersignale zu erkennen und gezielt zu beeinflussen, um Stress abzubauen.

5. Meditation: Meditationstechniken fördern die Achtsamkeit und ermöglichen es, den Geist zu beruhigen. Dies kann helfen, Stress und Angst abzubauen, was wiederum die Häufigkeit von Kopfschmerzen reduzieren kann.

6. Autogenes Training: Diese Methode beinhaltet das Wiederholen von beruhigenden Sätzen und Visualisierungen, um körperliche und geistige Entspannung zu erreichen.

Wie können Entspannungstechniken in den Alltag integriert werden?

Die Integration von Entspannungstechniken in den Alltag erfordert regelmäßige Praxis und Engagement. Hier sind einige Möglichkeiten, wie Menschen diese Techniken in ihren Tagesablauf einbauen können:

- *Tägliche Praxis*: Die Durchführung von Entspannungstechniken sollte in den Tagesablauf integriert werden. Dies kann morgens nach dem Aufwachen, in der Mittagspause oder vor dem Schlafengehen erfolgen.

- *Kurze Pausen*: Kurze Pausen im Arbeitsalltag, bei denen Entspannungstechniken angewendet werden, können Stress abbauen und Kopfschmerzen verhindern.

- Kurse und Anleitungen: Die Teilnahme an Entspannungskursen oder die Verwendung von Apps und Online-Anleitungen kann helfen, die Techniken zu erlernen und regelmäßig anzuwenden.

- *Achtsamkeitstraining*: Achtsamkeitstechniken können in den Alltag integriert werden, indem man sich bewusst auf den gegenwärtigen Moment konzentriert und stressige Gedanken loslässt.

Die regelmäßige Anwendung von Entspannungstechniken kann dazu beitragen, Stress abzubauen und Kopfschmerzen vorzubeugen. Es ist wichtig zu beachten, dass nicht alle Techniken für jeden Menschen gleich wirksam sind. Daher ist es sinnvoll, verschiedene Methoden auszuprobieren, um diejenige zu finden, die am besten zu den individuellen Bedürfnissen passt.

Medikamente

Akute Linderung von Kopfschmerzen

Medikamente spielen eine wichtige Rolle bei der Behandlung von Kopfschmerzen und können zur akuten Linderung von Beschwerden beitragen. In diesem Abschnitt werden verschiedene Medikamente, ihre Verwendung und potenzielle Nebenwirkungen erläutert.

Rezeptfreie Schmerzmittel: Acetylsalicylsäure, Ibuprofen und Paracetamol

Rezeptfreie Schmerzmittel wie Acetylsalicylsäure (Aspirin), Ibuprofen und Paracetamol sind weit verbreitete Optionen zur Behandlung von leichten bis mäßig starken Kopfschmerzen. Diese Medikamente wirken schmerzlindernd und entzündungshemmend.

Es ist jedoch wichtig, sie gemäß den Anweisungen des Arztes oder des Beipackzettels einzunehmen, um mögliche Nebenwirkungen zu vermeiden.

- *Acetylsalicylsäure (Aspirin)*: Aspirin wirkt schmerzlindernd, fiebersenkend und entzündungshemmend. Es kann bei Kopfschmerzen, Migräne und leichten Entzündungen eingesetzt werden. Es sollte jedoch nicht bei Kindern oder Jugendlichen mit Viruserkrankungen wie der Grippe verwendet werden, da es in seltenen Fällen das Reye-Syndrom auslösen kann.

- *Ibuprofen*: Ibuprofen hat ähnliche Wirkungen wie Aspirin und wird oft bei Kopfschmerzen, Regelschmerzen und Entzündungen eingesetzt. Es kann auch Magenprobleme verursachen, daher sollte es mit Nahrung eingenommen werden.

- *Paracetamol*: Paracetamol ist ein schmerzlinderndes und fiebersenkendes Medikament. Es wird oft bei Kopfschmerzen und Fieber eingesetzt. Es ist schonender für den Magen als Aspirin oder Ibuprofen, sollte jedoch nicht in zu hohen Dosen eingenommen werden, da dies Leberschäden verursachen kann.

Vorsichtsmaßnahmen und Nebenwirkungen:

- Die Verwendung von rezeptfreien Schmerzmitteln zur Linderung von Kopfschmerzen sollte mit Vorsicht erfolgen. Hier sind einige wichtige Vorsichtsmaßnahmen und potenzielle Nebenwirkungen:

- Die empfohlene Dosierung und maximale Tagesdosis sollten nicht überschritten werden, da dies zu schwerwiegenden Nebenwirkungen führen kann.

- Personen, die andere Medikamente einnehmen oder bestimmte Gesundheitszustände haben, sollten vor der Einnahme von rezeptfreien Schmerzmitteln ihren Arzt konsultieren.

- Die langfristige, übermäßige Verwendung von Schmerzmitteln kann zu Medikamentenübergebrauchskopfschmerzen führen.

- Bei bestimmten Kopfschmerzarten, wie Migräne, können spezielle Medikamente erforderlich sein, die von einem Arzt verschrieben werden.

Wann ist ärztliche Beratung notwendig?

Während rezeptfreie Schmerzmittel zur akuten Linderung von Kopfschmerzen hilfreich sein können, sollten Personen, die regelmäßig unter schweren oder ungewöhnlichen Kopfschmerzen leiden, ärztliche Beratung in Betracht ziehen.

Dies ist besonders wichtig, wenn Kopfschmerzen von anderen Symptomen begleitet werden, wie beispielsweise Sehstörungen und neurologischen Symptomen.

In einigen Fällen können spezielle Medikamente zur Vorbeugung von Kopfschmerzen oder zur Behandlung schwerwiegenderer Kopfschmerzarten erforderlich sein.

Die enge Zusammenarbeit mit einem Arzt ist entscheidend, um die richtige Diagnose zu stellen und eine geeignete Behandlung zu erhalten.

Medikamenten-management

Kontrollierte Anwendung zur Kopfschmerzkontrolle

Für Menschen, die unter chronischen Kopfschmerzen leiden, insbesondere bei Migräne, kann das Management von Medikamenten ein wichtiger Bestandteil der Behandlung sein.

Dieser Abschnitt erklärt die Rolle von Medikamenten zur Prävention und Akutbehandlung von Kopfschmerzen und betont die Notwendigkeit, Medikamente gemäß den Anweisungen des Arztes einzunehmen und mögliche Nebenwirkungen zu überwachen.

Medikamente zur Kopfschmerzprävention:

Für Menschen, die regelmäßig unter Kopfschmerzen leiden, können Medikamente zur Vorbeugung von Anfällen erforderlich sein. Dies gilt insbesondere für Migränepatienten. Solche Medikamente sind darauf ausgerichtet, die Häufigkeit, Dauer und Schwere von Kopfschmerzen zu reduzieren.

- Betablocker: Betablocker werden häufig zur Vorbeugung von Migräneanfällen eingesetzt. Sie wirken, indem sie die Blutgefäße verengen und den Blutdruck senken.

- Antiepileptika: Bestimmte Antiepileptika können ebenfalls zur Migräneprävention eingesetzt werden, da sie die Erregbarkeit des Gehirns verringern.

- Botulinumtoxin: Botulinumtoxin-Injektionen werden in einigen Fällen zur Vorbeugung von chronischer Migräne verschrieben.

Medikamente zur Akutbehandlung:

Medikamente zur akuten Linderung von Kopfschmerzen sind dazu bestimmt, Symptome während eines Kopfschmerzanfalls zu reduzieren.

- *Schmerzmittel*: Rezeptfreie Schmerzmittel wie Ibuprofen oder Paracetamol werden häufig zur Linderung von leichten bis mäßigen Kopfschmerzen verwendet.

- *Triptane*: Triptane sind verschreibungspflichtige Medikamente, die speziell zur Migränebehandlung entwickelt wurden. Sie wirken, indem sie die erweiterten Blutgefäße im Gehirn verengen.

- *Antiemetika*: Antiemetika werden verschrieben, um Übelkeit und Erbrechen, die oft mit Migräne einhergehen, zu behandeln.

Wichtiges für das Medikamentenmanagement:

- ***Arztkonsultation***: Die Auswahl und Verschreibung von Medikamenten sollte immer in Absprache mit einem Arzt erfolgen. Der Arzt kann die richtigen Medikamente basierend auf der Art und Häufigkeit der Kopfschmerzen festlegen.

- ***Dosierung und Anweisungen***: Die korrekte Dosierung und Anwendung der Medikamente sind entscheidend. Es ist wichtig, die verschriebenen Dosierungen einzuhalten und keine Medikamentenüberdosierung zu riskieren.

- ***Überwachung von Nebenwirkungen***: Medikamente können Nebenwirkungen haben. Es ist wichtig, alle unerwünschten Reaktionen zu dokumentieren und dem behandelnden Arzt zu melden.

- ***Vermeidung von Medikamentenübergebrauch***: Ein übermäßiger Gebrauch von Schmerzmitteln kann zu Medikamentenübergebrauchskopfschmerzen führen. Die Einnahme von Schmerzmitteln sollte daher sorgfältig überwacht werden.

- ***Langfristige Planung***: Menschen mit chronischen Kopfschmerzen sollten eine langfristige Strategie für das Medikamentenmanagement entwickeln. Dies kann Änderungen in der Medikation oder nicht-medikamentöse Ansätze zur Kopfschmerzkontrolle einschließen.

Wann ist ärztliche Beratung notwendig?
Wenn Kopfschmerzen trotz Medikamentenmanagement anhalten, sich verschlimmern oder ungewöhnliche Symptome auftreten, ist es wichtig, ärztlichen Rat einzuholen. Ein Arzt kann alternative Behandlungsansätze vorschlagen und sicherstellen, dass die Medikamente angemessen sind.

Überprüfung der Medikamenten-verträglichkeit

Sicherheit in der Medikamentenanwendung

Die Sicherheit und Wirksamkeit von Medikamenten bei der Kopfschmerzbehandlung stehen im Mittelpunkt dieses Abschnitts. Die Bedeutung der Konsultation mit einem Arzt oder Kopfschmerzspezialisten zur Gewährleistung der Verträglichkeit und zur Minimierung von Wechselwirkungen und Nebenwirkungen wird betont.

Sicherheit bei der Medikamentenanwendung:

- *Verschreibungspflichtige Medikamente*: Für viele Menschen mit Kopfschmerzen, insbesondere Migräne, sind verschreibungspflichtige Medikamente notwendig. Diese Medikamente sollten nur auf Anweisung eines Arztes eingenommen werden.

- *Medikamentenwechselwirkungen*: Einige Medikamente können Wechselwirkungen haben, die unerwünschte Effekte oder eine verminderte Wirksamkeit verursachen können. Es ist wichtig, dass der behandelnde Arzt über alle eingenommenen Medikamente informiert wird, um Wechselwirkungen zu minimieren.

- *Nebenwirkungen*: Jedes Medikament kann potenzielle Nebenwirkungen haben. Die Überwachung auf Nebenwirkungen und die Kommunikation mit dem Arzt über unerwünschte Reaktionen sind entscheidend, um die Sicherheit zu gewährleisten.

Kommunikation mit dem Arzt:

- *Arztkonsultation*: Die Wahl der richtigen Medikation sollte in Absprache mit einem Arzt getroffen werden, der die individuellen Bedürfnisse und Kopfschmerzarten des Patienten berücksichtigt.

- *Regelmäßige Kontrollen*: Die regelmäßige Überprüfung der Medikation und der Fortschritt in der Behandlung durch den Arzt ist wichtig, um sicherzustellen, dass die Medikamente effektiv sind und keine unerwünschten Effekte auftreten.

Selbstverantwortung und aktive Beteiligung:
Die Umsetzung dieser Selbsthilfemaßnahmen erfordert die Bereitschaft zur Veränderung und eine aktive Beteiligung der Betroffenen. Es ist entscheidend, dass Patienten selbst für ihre Gesundheit verantwortlich sind und sich aktiv um ihre Kopfschmerzbehandlung kümmern.

Einbeziehung eines Arztes oder Kopfschmerzspezialisten:
Die Zusammenarbeit mit einem Arzt oder Kopfschmerzspezialisten ist **unerlässlich**, um maßgeschneiderte Strategien zu entwickeln und die bestmögliche Betreuung zu erhalten. Die kontinuierliche Kommunikation mit dem Arzt über die Wirksamkeit der Behandlung und eventuelle Veränderungen ist von Bedeutung.

Schlaf und Ruhe

Die Bedeutung des Schlafs für die Kopfschmerzprävention

Schlaf und Ruhe sind von entscheidender Bedeutung, um den Körper zu regenerieren und Kopfschmerzen vorzubeugen. In diesem Abschnitt wird die Verbindung zwischen ausreichendem Schlaf, Schlafhygiene und der Prävention von Kopfschmerzen näher erläutert.

Warum ist ausreichender Schlaf wichtig?
Schlaf ist ein essenzieller Bestandteil eines gesunden Lebensstils und spielt eine Schlüsselrolle bei der Verhinderung von Kopfschmerzen. Während des Schlafs hat der Körper die Möglichkeit, sich zu erholen, Zellen zu reparieren und den Geist zu regenerieren. Schlafmangel kann den Körper belasten und die Schwelle für das Auftreten von Kopfschmerzen senken.

Die Bedeutung eines festen Schlaf- und Wachrhythmus:
Ein regelmäßiger Schlaf- und Wachrhythmus ist ebenfalls von großer Bedeutung. Dies bedeutet, zur gleichen Zeit ins Bett zu gehen und aufzustehen, selbst an Wochenenden. Ein regelmäßiger Schlafzyklus hilft dem Körper, sich an einen stabilen Rhythmus zu gewöhnen, was die Wahrscheinlichkeit von Kopfschmerzanfällen reduzieren kann.

Tipps für eine bessere Schlafqualität:

- *Schlafhygiene*: Dies beinhaltet die Schaffung eines ruhigen und dunklen Schlafumfelds, das Vermeiden von Bildschirmzeit vor dem Schlafengehen und die Begrenzung von Koffein und Alkohol am Abend.

- *Entspannungstechniken*: Entspannungstechniken wie Atemübungen, Meditation und das Lesen eines Buches vor dem Schlafengehen können dazu beitragen, den Geist zu beruhigen und die Schlafqualität zu verbessern.

- *Begrenzung von Schlafstörungen*: Schlafstörungen wie Schlafapnoe sollten ärztlich behandelt werden, da sie nicht nur die Schlafqualität beeinträchtigen, sondern auch Kopfschmerzen auslösen können.

- *Regelmäßige körperliche Aktivität*: Regelmäßige Bewegung kann die Schlafqualität verbessern, sollte jedoch nicht unmittelbar vor dem Schlafengehen ausgeübt werden.

- *Stressmanagement*: Die Bewältigung von Stress ist entscheidend, da Stress Kopfschmerzen auslösen kann. Entspannungstechniken und Stressbewältigungsstrategien können hilfreich sein.

Wann ist ärztliche Beratung notwendig?

Wenn Schlafstörungen oder Kopfschmerzen trotz Bemühungen um eine bessere Schlafhygiene weiterhin bestehen, ist es ratsam, einen Arzt oder Schlafspezialisten zu konsultieren. Schlafprobleme können auf eine zugrunde liegende Gesundheitsstörung hinweisen, die behandelt werden muss. Ein Arzt kann auch spezielle Maßnahmen zur Verbesserung der Schlafqualität empfehlen.

Die Umsetzung dieser Selbsthilfemaßnahmen erfordert Geduld und Engagement, kann jedoch dazu beitragen, Kopfschmerzen zu reduzieren und die Lebensqualität erheblich zu steigern.

Die Zusammenarbeit mit einem Arzt oder Kopfschmerzspezialisten ist entscheidend, um maßgeschneiderte Selbsthilfemaßnahmen zu entwickeln und die bestmögliche Betreuung zu erhalten.

Kopfschmerz-Trigger vermeiden

Schlüssel zur Prävention

Die Identifikation und Vermeidung von spezifischen Kopfschmerzauslösern sind entscheidend für die Prävention von Kopfschmerzen. Dieser Abschnitt erläutert, wie das Erkennen und Vermeiden von Triggern, zu denen möglicherweise bestimmte Lebensmittel, Alkohol, Koffein oder Umweltfaktoren gehören, dazu beitragen kann, Kopfschmerzanfälle zu minimieren.

Warum ist die Identifikation von Kopfschmerz-Triggern wichtig?

Kopfschmerz-Triggern sind spezifische Faktoren oder Situationen, die bei Menschen Kopfschmerzen auslösen oder verschlimmern können. Indem diese Trigger identifiziert und vermieden werden, können Betroffene die Häufigkeit und Schwere von Kopfschmerzanfällen erheblich reduzieren.

1. Ernährung: Bestimmte Lebensmittel und Getränke können Kopfschmerzen auslösen. Dazu gehören koffeinhaltige Getränke, Alkohol, gereifte Käsesorten, Lebensmittel mit hohem Histamingehalt und Produkte mit künstlichen Zusatzstoffen wie MSG (Mononatriumglutamat).

2. Koffein: Bei einigen Menschen kann Koffein Kopfschmerzen auslösen oder verschlimmern. Daher ist es ratsam, die Koffeinaufnahme zu regulieren und zu vermeiden, Kaffee oder koffeinhaltige Getränke übermäßig zu konsumieren.

3. Alkohol: Alkohol kann dehydrierend wirken und Kopfschmerzen auslösen. Das Trinken in Maßen und die Begrenzung von Alkohol in Kombination mit Wasser können dazu beitragen, solche Kopfschmerzen zu verhindern.

4. Umweltfaktoren: Helle Lichter, laute Geräusche und grelles Sonnenlicht können Umweltfaktoren sein, die Kopfschmerzen auslösen. Das Tragen von Sonnenbrillen, das Vermeiden von lauten Umgebungen und das Anpassen der Beleuchtung können hilfreich sein.

5. Hormonelle Veränderungen: Hormonelle Veränderungen, insbesondere bei Frauen, können Kopfschmerzanfälle auslösen. Die Identifikation von hormonellen Mustern und gegebenenfalls die Anpassung der Lebensweise können hilfreich sein.

Wie können Kopfschmerz-Triggern vermieden werden? Die Vermeidung von Kopfschmerz-Triggern erfordert eine bewusste Anstrengung und die Fähigkeit, Muster zu erkennen. Hier sind einige Schritte zur Vermeidung von Kopfschmerz-Triggern:

- Tagebuch führen: Das Führen eines Kopfschmerztagebuchs kann helfen, Muster und Auslöser zu identifizieren.

- Anpassung der Lebensweise: Die Anpassung der Lebensweise, um Kopfschmerz-Triggern aus dem Weg zu gehen, kann Kopfschmerzen vorbeugen.

- Beratung durch Fachleute: Kopfschmerzspezialisten können bei der Identifikation von Triggern und der Entwicklung von Strategien zur Vermeidung helfen.

- Selbsthilfegruppen: Der Austausch mit anderen Betroffenen in Selbsthilfegruppen kann hilfreich sein, um Erfahrungen und Strategien zur Bewältigung von Kopfschmerzen zu teilen.

Die Identifikation und Vermeidung von Kopfschmerz-Triggern erfordert Engagement und Geduld. Menschen, die regelmäßig unter Kopfschmerzen leiden, sollten die Zusammenarbeit mit einem Arzt oder Kopfschmerzspezialisten in Betracht ziehen, um maßgeschneiderte Empfehlungen zur Vermeidung von Triggern zu erhalten und die bestmögliche Betreuung zu gewährleisten.

Hydratation und Ernährung

Schlüssel zur Kopfschmerzprävention

Die Bedeutung von Hydratation und Ernährung in Bezug auf Kopfschmerzen sollte nicht unterschätzt werden. Eine ausreichende Flüssigkeitszufuhr und eine ausgewogene Ernährung spielen eine entscheidende Rolle bei der Prävention von Kopfschmerzen, insbesondere wenn diese durch Dehydrierung oder Nährstoffmangel ausgelöst werden.

Warum ist Hydratation wichtig?

Dehydrierung ist ein häufiger Auslöser von Kopfschmerzen. Wenn der Körper nicht ausreichend mit Flüssigkeit versorgt wird, kann dies zu einer Verengung der Blutgefäße im Gehirn führen, was wiederum Kopfschmerzen auslösen kann. Daher ist eine ausreichende Flüssigkeitszufuhr entscheidend, um Kopfschmerzen zu verhindern.

Wie viel sollte getrunken werden?

Die empfohlene Wasseraufnahme variiert je nach individuellem Bedarf, Aktivitätsniveau und klimatischen Bedingungen. Als grobe Richtlinie gilt, dass Erwachsene täglich etwa 2 bis 3 Liter Flüssigkeit zu sich nehmen sollten. Diese Flüssigkeitszufuhr kann aus Wasser, ungesüßten Getränken, Früchtetee oder wasserreichen Lebensmitteln wie Obst und Gemüse stammen.

Ernährung und Kopfschmerzen

Die Ernährung spielt ebenfalls eine wichtige Rolle bei der Kopfschmerzprävention. Bestimmte Lebensmittel und Nährstoffe können Kopfschmerzen auslösen oder verstärken, während andere zur Linderung beitragen können.

1. *Vermeidung von Auslösern*: Bestimmte Lebensmittel und Getränke können Kopfschmerzen auslösen. Dazu gehören koffeinhaltige Getränke, Alkohol, verarbeitete Lebensmittel, gereifte Käsesorten, MSG (Mononatriumglutamat) und künstliche Süßstoffe. Die Identifikation dieser Auslöser und deren Vermeidung ist entscheidend.

2. *Ausgewogene Ernährung*: Eine ausgewogene Ernährung, die reich an Obst, Gemüse, Vollkornprodukten und magerem Eiweiß ist, kann dazu beitragen, Nährstoffmängel zu vermeiden, die Kopfschmerzen auslösen könnten. Die Aufnahme von ausreichend Magnesium, B-Vitaminen und Omega-3-Fettsäuren kann die Häufigkeit von Kopfschmerzen reduzieren.

3. *Regelmäßige Mahlzeiten*: Das Einhalten regelmäßiger Mahlzeiten und das Vermeiden von extremen Hungerperioden sind wichtig, da Hunger Kopfschmerzen verschlimmern kann.

4. *Trinken von Wasser*: Neben anderen Flüssigkeiten sollte Wasser die Hauptquelle der Flüssigkeitszufuhr sein. Eine ausreichende Wasserzufuhr trägt dazu bei, Dehydrierung und damit verbundene Kopfschmerzen zu verhindern.

5. Vermeidung von übermäßigem Alkohol- und Koffeinkonsum: Alkohol kann dehydrierend wirken und übermäßiger Koffeinkonsum kann zu Entzugserscheinungen und Kopfschmerzen führen.

Wann ist ärztliche Beratung notwendig?

Wenn Kopfschmerzen trotz einer ausgewogenen Ernährung und ausreichender Hydratation anhalten oder sehr schwerwiegend sind, ist es ratsam, ärztlichen Rat einzuholen. Ein Arzt kann weitere Untersuchungen durchführen, um andere Ursachen auszuschließen und gegebenenfalls spezielle Maßnahmen zur Kopfschmerzprävention empfehlen.

Die Integration von Hydratation und gesunder Ernährung in den Lebensstil kann dazu beitragen, Kopfschmerzen zu verhindern und das allgemeine Wohlbefinden zu steigern.

Es ist wichtig, diese Maßnahmen als langfristige Veränderungen zu betrachten, um nachhaltige Ergebnisse zu erzielen.

Einfluss der Ernährung auf Kopfschmerzen

Die Ernährung spielt eine wesentliche Rolle bei der Entstehung und der Linderung von Kopfschmerzen. Es gibt Lebensmittel, die Kopfschmerzen auslösen oder verschlimmern können, während andere dazu beitragen, sie zu verhindern oder zu reduzieren. Es ist wichtig, die Auswirkungen der Ernährung zu verstehen, um gezielt Maßnahmen zur Prävention ergreifen zu können.

Schlechte Lebensmittel bei Kopfschmerzen:

- *Verarbeitete Lebensmittel*: Lebensmittel, die reich an Zucker, künstlichen Aromen und Konservierungsstoffen sind, können Kopfschmerzen auslösen. Dies liegt oft an den darin enthaltenen Chemikalien und Zusatzstoffen.

- *Koffein*: Während eine moderate Menge Koffein helfen kann, Kopfschmerzen zu lindern, kann übermäßiger Konsum dazu führen, dass man anfälliger für Kopfschmerzen wird. Der plötzliche Entzug von Koffein kann ebenfalls Kopfschmerzen verursachen.

- *Alkohol*: Alkoholische Getränke, insbesondere Rotwein, enthalten Histamine und können bei einigen Menschen Migräne auslösen. Der Alkohol selbst kann zu Dehydrierung führen, was wiederum Kopfschmerzen verursachen kann.

- *Salz*: Zu viel Salz in der Ernährung kann den Blutdruck erhöhen, was Migräneanfälle auslösen kann. Fertiggerichte und Fast Food sind oft reich an Natrium.

- *Aminosäure Tyramin*: Lebensmittel wie gereifter Käse, bestimmte Fischsorten und einige Hülsenfrüchte enthalten Tyramin, was bei manchen Menschen Kopfschmerzen, insbesondere Migräne, auslösen kann.

Gute Lebensmittel bei Kopfschmerzen:

- *Wasser*: Dehydrierung ist ein häufiger Auslöser für Spannungskopfschmerzen. Eine ausreichende Flüssigkeitszufuhr ist daher entscheidend.

- *Ingwer*: Ingwer hat entzündungshemmende Eigenschaften und kann bei der Linderung von Kopfschmerzen, insbesondere Migräne, helfen.

- *Magnesiumreiche Lebensmittel*: Magnesiummangel kann Kopfschmerzen begünstigen. Lebensmittel wie Nüsse, Samen und Blattgemüse sind gute Quellen für Magnesium.

- *Lebensmittel mit Omega-3-Fettsäuren*: Fisch wie Lachs, Makrele und Leinsamen sind reich an Omega-3-Fettsäuren, die entzündungshemmende Eigenschaften haben und die Häufigkeit von Kopfschmerzen verringern können.

- *Vitamin B2 (Riboflavin)*: Lebensmittel wie Milchprodukte, Eier und grünes Gemüse enthalten Riboflavin, das als präventives Mittel gegen Migräne wirksam sein kann.

- *Vitamin C-reiche Lebensmittel*: Orangen, Paprika und Erdbeeren sind Beispiele für Lebensmittel, die viel Vitamin C enthalten, das die Widerstandsfähigkeit gegen Kopfschmerzen erhöhen kann.

Es ist wichtig zu beachten, dass individuelle Reaktionen auf Lebensmittel variieren können. Ein Kopfschmerztagebuch kann hilfreich sein, um Trigger-Lebensmittel zu identifizieren.

Biofeedback und Verhaltensänderungen

Kopfschmerzen kontrollieren durch Stressbewältigung und Entspannungstechniken

In diesem Abschnitt wird die Bedeutung von Biofeedback-Techniken und Verhaltensänderungen bei der Bewältigung von Kopfschmerzen erläutert. Diese Ansätze zielen darauf ab, körperliche Reaktionen auf Stress zu kontrollieren, Spannungen abzubauen und somit die Intensität und Häufigkeit von Kopfschmerzanfällen zu verringern.

Biofeedback-Techniken:

Biofeedback ist eine Methode, bei der Patienten lernen, ihre Körperfunktionen zu überwachen und zu beeinflussen, um Stress und Spannungen zu reduzieren. Dies geschieht oft mithilfe von speziellen Geräten, die beispielsweise die Muskelspannung, die Herzfrequenz oder die Hauttemperatur messen.

- *Muskelentspannung*: Bei dieser Technik lernen die Betroffenen, ihre Muskelspannung bewusst zu reduzieren. Durch regelmäßiges Üben können sie verspannte Muskeln, insbesondere im Nacken und Schulterbereich, gezielt entspannen, was zur Verringerung von Spannungskopfschmerzen beitragen kann.

- *Atemkontrolle*: Das bewusste Atmen und das Lenken der Aufmerksamkeit auf die eigene Atmung können dazu beitragen, Stress abzubauen und die körperliche Entspannung zu fördern.

- *Temperaturbiofeedback*: Dieses Verfahren beinhaltet die Kontrolle der Hauttemperatur, um Entspannung zu fördern und die Wahrscheinlichkeit von Kopfschmerzanfällen zu reduzieren.

Verhaltensänderungen:

Verhaltensänderungen beinhalten die Anpassung von Gewohnheiten und Denkmustern, um Kopfschmerzen zu verhindern. Diese Ansätze zielen auf die Identifikation von Stressfaktoren und die Entwicklung von Strategien zur Bewältigung ab.

- *Stressbewältigung*: Die Identifikation von Stressauslösern und die Entwicklung von Stressbewältigungsstrategien sind entscheidend. Dazu gehören Entspannungstechniken, Zeitmanagement und die Vermeidung von übermäßiger Belastung.

- *Schlafhygiene*: Die Verbesserung der Schlafqualität durch eine geeignete Schlafumgebung, regelmäßige Schlafenszeiten und Entspannungsrituale vor dem Zubettgehen kann zur Kopfschmerzprävention beitragen.

- ***Vermeidung von Übergebrauch von Schmerzmitteln***: Ein übermäßiger Gebrauch von Schmerzmitteln kann zu Medikamentenübergebrauchskopfschmerzen führen. Die Betroffenen sollten ihre Medikation sorgfältig überwachen und gegebenenfalls mit einem Arzt zusammenarbeiten, um den Missbrauch von Medikamenten zu verhindern.

Wann ist ärztliche Beratung notwendig?

Wenn Biofeedback und Verhaltensänderungen nicht ausreichen, um Kopfschmerzen zu kontrollieren, ist es ratsam, ärztliche Beratung in Betracht zu ziehen.
Ein Arzt oder Kopfschmerzspezialist kann maßgeschneiderte Ansätze entwickeln und gegebenenfalls alternative Therapien wie Psychotherapie oder physikalische Therapie empfehlen, um die Kopfschmerzkontrolle zu verbessern.

Unterstützung in Selbsthilfegruppen

Gemeinsam gegen Kopfschmerzen

Die Teilnahme an Selbsthilfegruppen für Menschen mit Kopfschmerzen kann eine wertvolle Form der Unterstützung sein. In diesem Abschnitt wird die Bedeutung von Selbsthilfegruppen für die Bewältigung von Kopfschmerzen erläutert und wie sie Betroffenen helfen können, Erfahrungen auszutauschen und bewährte Praktiken zur Kopfschmerzbewältigung zu teilen.

Warum sind Selbsthilfegruppen wichtig?

- *Erfahrungsaustausch*: Selbsthilfegruppen bieten eine Plattform, auf der Betroffene ihre eigenen Erfahrungen mit Kopfschmerzen teilen können. Dies ermöglicht den Austausch von Informationen über bewährte Praktiken und die Identifikation von gemeinsamen Herausforderungen.

- *Emotionale Unterstützung*: Kopfschmerzen können belastend sein, sowohl physisch als auch emotional. In Selbsthilfegruppen können Betroffene emotionale Unterstützung und Verständnis finden, da sie von anderen Menschen hören, die ähnliche Erfahrungen gemacht haben.

- *Praktische Tipps*: Mitglieder von Selbsthilfegruppen können praktische Tipps zur Bewältigung von Kopfschmerzen teilen, wie die Anwendung von Entspannungstechniken, die Identifizierung von Auslösern und die Umsetzung gesunder Lebensstiländerungen.

- Soziale Verbindung: Die Teilnahme an Selbsthilfegruppen fördert soziale Verbindungen und kann dazu beitragen, das Gefühl der Isolation, das mit chronischen Kopfschmerzen einhergehen kann, zu reduzieren.

Wie finde ich eine Selbsthilfegruppe für Kopfschmerzen?

- *Online-Ressourcen*: Das Internet bietet zahlreiche Ressourcen zur Suche nach Selbsthilfegruppen für Kopfschmerzen. Plattformen, Foren und soziale Medien können genutzt werden, um Gruppen in der eigenen Region oder online zu finden.

- *Ärzte und Gesundheitseinrichtungen:* Gesundheitseinrichtungen, insbesondere Kopfschmerzzentren, können Informationen über lokale Selbsthilfegruppen bereitstellen.

- *Empfehlungen*: Betroffene können auch von ihren Ärzten oder anderen Gesundheitsdienstleistern Empfehlungen für Selbsthilfegruppen erhalten.

Wann ist die Teilnahme an einer Selbsthilfegruppe sinnvoll?

Die Teilnahme an Selbsthilfegruppen kann für Menschen sinnvoll sein, die:

- Chronische Kopfschmerzen haben: Menschen mit wiederkehrenden oder chronischen Kopfschmerzen können von der Unterstützung und dem Austausch in Selbsthilfegruppen profitieren.
- Das Bedürfnis nach emotionaler Unterstützung haben: Wer Unterstützung benötigt, um mit den emotionalen Aspekten von Kopfschmerzen umzugehen, kann in Selbsthilfegruppen Mitgefühl und Verständnis finden
.
- Praktische Ratschläge suchen: Betroffene, die nach bewährten Praktiken und Ratschlägen zur Bewältigung von Kopfschmerzen suchen, können in Selbsthilfegruppen wertvolle Informationen erhalten.
- Soziale Verbindung suchen: Selbsthilfegruppen bieten die Möglichkeit, soziale Kontakte zu knüpfen und das Gefühl der Gemeinschaft zu erleben.

Die Teilnahme an Selbsthilfegruppen kann dazu beitragen, die Lebensqualität von Menschen mit Kopfschmerzen zu verbessern, da sie in einer unterstützenden Umgebung Informationen, Unterstützung und Empathie finden.

Entspannung und Stressbewältigung

Den Kopfschmerzen mit innerer Ruhe begegnen

Die Bedeutung von Entspannungstechniken wie Yoga, Meditation, Tai Chi und autogenem Training bei der Reduzierung von Stress und Kopfschmerzanfällen wird in diesem Abschnitt hervorgehoben. Diese Techniken können eine nachhaltige Wirkung haben und dazu beitragen, Kopfschmerzen effektiv zu bewältigen.

Die Auswirkungen von Stress auf Kopfschmerzen:

Stress ist ein häufiger Auslöser für Kopfschmerzen, insbesondere für Spannungskopfschmerzen und Migräne. Der Körper reagiert auf Stress mit physiologischen Veränderungen, die Muskelverspannungen, verengte Blutgefäße und erhöhten Druck im Kopf verursachen können. Dies kann zu Kopfschmerzanfällen führen oder sie verschlimmern.

Entspannungstechniken zur Kopfschmerzbewältigung:

- *Yoga*: Yoga kombiniert körperliche Übungen, Atmung und Meditation, um den Körper zu entspannen und Stress abzubauen. Die regelmäßige Praxis von Yoga kann die Muskelspannung reduzieren und die Flexibilität erhöhen.

- *Meditation*: Meditation zielt darauf ab, den Geist zu beruhigen und Stress abzubauen. Die Konzentration auf den Atem oder das Wiederholen von Mantras kann dabei helfen, den Geist zu beruhigen und zur Entspannung beizutragen.

- *Tai Chi*: Tai Chi ist eine sanfte chinesische Bewegungskunst, die Körper und Geist in Einklang bringt. Die fließenden Bewegungen von Tai Chi fördern die Entspannung und können Stress abbauen.

- *Autogenes Training*: Beim autogenen Training lernen die Menschen, ihren Körper bewusst zu beeinflussen, um Entspannung zu fördern. Dies geschieht durch das Wiederholen von Entspannungssuggestionen, die Muskelentspannung und Ruhe fördern.

Die Rolle der Regelmäßigkeit:

Die Effektivität von Entspannungstechniken bei der Kopfschmerzbewältigung hängt oft von der Regelmäßigkeit der Praxis ab. Die meisten Menschen erleben nicht sofortige Ergebnisse, sondern profitieren von einer kontinuierlichen Anwendung über Wochen und Monate hinweg.

Wie kann man Entspannungstechniken erlernen?

- Kurse und Lehrer: Kurse und Lehrer für Yoga, Meditation, Tai Chi und autogenes Training sind in vielen Gemeinden verfügbar. Diese können eine strukturierte Anleitung bieten.

Wie kann man Entspannungstechniken erlernen?

- Kurse und Lehrer: Kurse und Lehrer für Yoga, Meditation, Tai Chi und autogenes Training sind in vielen Gemeinden verfügbar. Diese können eine strukturierte Anleitung bieten.
- Online-Ressourcen: Es gibt zahlreiche Online-Ressourcen, darunter Videos und Anleitungen, die den Einstieg in diese Techniken erleichtern.
- Bücher und Apps: Es gibt auch Bücher und mobile Apps, die Schritt-für-Schritt-Anleitungen und Übungen für die Praxis von Entspannungstechniken bereitstellen.

Die Praxis von Entspannungstechniken kann dazu beitragen, Stress zu reduzieren, die muskuläre Spannung zu verringern und Kopfschmerzanfälle zu minimieren.

Es ist ratsam, die Technik auszuwählen, die am besten zu den individuellen Bedürfnissen und Vorlieben passt, und sie regelmäßig in den Alltag zu integrieren.

Ein gesunder Lebensstil

Die Waffe gegen Kopfschmerzen

Die Aufrechterhaltung eines gesunden Lebensstils, der regelmäßige körperliche Aktivität, ausgewogene Ernährung und ausreichend Schlaf einschließt, ist ein wirksamer Ansatz zur Vorbeugung von Kopfschmerzen. In diesem Abschnitt werden die verschiedenen Elemente eines gesunden Lebensstils hervorgehoben und wie sie zur Kopfschmerzprävention beitragen können.

Regelmäßige körperliche Aktivität:

- *Aerobe Übungen*: Das Durchführen aerober Übungen wie Gehen, Joggen, Radfahren oder Schwimmen kann die Durchblutung verbessern und die Freisetzung von Endorphinen fördern, die Schmerzen lindern können.

- *Krafttraining*: Das Aufbauen von Muskelkraft und -ausdauer kann dazu beitragen, muskuläre Verspannungen zu reduzieren, insbesondere im Nacken- und Schulterbereich.

- *Flexibilitätsübungen*: Dehnübungen fördern die Flexibilität der Muskeln und tragen dazu bei, Spannungen abzubauen.

Ausgewogene Ernährung:

- *Hydration*: Die Aufrechterhaltung ausreichender Flüssigkeitszufuhr ist entscheidend, um Dehydrierung zu verhindern, die Kopfschmerzen auslösen kann.

- *Vermeidung von Auslösern*: Einige Lebensmittel und Getränke wie Alkohol, koffeinhaltige Produkte oder bestimmte Lebensmittelzusatzstoffe können Kopfschmerzen auslösen. Die Identifizierung und Vermeidung dieser Auslöser ist wichtig.

- *Regelmäßige Mahlzeiten*: Unregelmäßige Mahlzeiten und starker Hunger können Kopfschmerzen verursachen. Die Aufrechterhaltung eines regelmäßigen Essensrhythmus ist daher von Bedeutung.

Ausreichend Schlaf:

- *Schlafhygiene*: Eine Schlafumgebung, die Dunkelheit, Stille und Komfort bietet, kann die Schlafqualität verbessern und dazu beitragen, Kopfschmerzen zu verhindern.

- *Schlafzeit*: Ausreichende Schlafzeit ist wichtig, um den Körper zu regenerieren und Kopfschmerzanfällen vorzubeugen.

Stressbewältigung:

- *Entspannungstechniken*: Die bereits in einem früheren Abschnitt besprochenen Entspannungstechniken wie Yoga, Meditation und Tai Chi können dazu beitragen, Stress abzubauen.

- *Zeitmanagement*: Eine effektive Organisation des Alltags und die Priorisierung von Aufgaben können Stress reduzieren.

Insgesamt zeigt sich, dass die Implementierung eines gesunden Lebensstils als effektive Strategie zur Prävention von Kopfschmerzen von entscheidender Bedeutung ist.

Die richtige Ernährung, ausreichende Bewegung, ein geregelter Schlaf, der Verzicht auf schädliche Substanzen und die Schaffung einer umweltfreundlichen Umgebung können Kopfschmerzen minimieren und die Lebensqualität erheblich steigern.

Es ist jedoch wichtig zu betonen, dass jeder Mensch einzigartig ist und dass die Auslöser für Kopfschmerzen variieren können. Daher ist es ratsam, die individuellen Bedürfnisse und Empfindlichkeiten zu berücksichtigen, um die am besten geeigneten Präventionsmaßnahmen zu entwickeln.

Die Zusammenarbeit mit einem Arzt oder einem Spezialisten kann dabei helfen, einen maßgeschneiderten Ansatz zur Kopfschmerzprävention zu entwickeln und sicherzustellen, dass Sie die bestmögliche Betreuung erhalten. Ein gesunder Lebensstil kann einen bedeutenden Beitrag zur Reduzierung von Kopfschmerzen leisten und die Lebensqualität steigern.

Arbeit am Arbeitsplatz

Ein gesunder Arbeitsplatz für Kopfschmerzprävention

In diesem Abschnitt wird die Bedeutung eines gesunden Arbeitsplatzes für die Prävention von berufsbedingten Kopfschmerzen hervorgehoben. Maßnahmen wie die Vermeidung von Überstunden, regelmäßige Pausen und ergonomische Anpassungen werden diskutiert, um Stress und körperliche Belastung zu reduzieren.

Der Einfluss des Arbeitsplatzes auf Kopfschmerzen:

- *Stress*: Hoher Arbeitsstress ist ein bekannter Auslöser für Kopfschmerzen. Stress kann zu Muskelverspannungen und zur Freisetzung von Stresshormonen führen, die Kopfschmerzen auslösen oder verschlimmern.

- *Körperliche Belastung*: Ein schlecht gestalteter Arbeitsplatz kann zu einer schlechten Haltung und übermäßiger körperlicher Belastung führen, die zu Kopfschmerzen beitragen können.

Maßnahmen zur Kopfschmerzprävention am Arbeitsplatz:

- *Vermeidung von Überstunden*: Überstunden und übermäßige Arbeitsbelastung können zu chronischem Stress und Kopfschmerzen führen. Die Begrenzung von Überstunden ist wichtig.

- *Regelmäßige Pausen*: Kurze Pausen während des Arbeitstags können dazu beitragen, Muskelverspannungen zu reduzieren und den Stress abzubauen.

- *Ergonomische Anpassungen*: Die Anpassung des Arbeitsplatzes an ergonomische Prinzipien kann die Körperhaltung verbessern und die Belastung des Bewegungsapparates reduzieren.

- *Stressbewältigung*: Die Einführung von Stressbewältigungsprogrammen am Arbeitsplatz kann den Mitarbeitern helfen, effektiver mit Stress umzugehen.

- *Richtige Beleuchtung*: Eine gut beleuchtete Umgebung mit blendfreiem Licht kann die Augen entlasten und Kopfschmerzen durch Augenbelastung verhindern.

- *Lärmkontrolle*: Die Kontrolle von Lärm am Arbeitsplatz kann dazu beitragen, Kopfschmerzen durch Lärmbelastung zu verhindern.

Gesunde Arbeitsplatzrichtlinien:
Es ist wichtig, dass Unternehmen gesunde Arbeitsplatzrichtlinien umsetzen, um die Gesundheit und das Wohlbefinden ihrer Mitarbeiter zu fördern. Dazu gehören Maßnahmen zur Stressprävention, ergonomische Anpassungen und die Förderung eines gesunden Lebensstils.

Selbstverantwortung und Kommunikation:

Mitarbeiter sollten sich ihrer eigenen Verantwortung bewusst sein, Maßnahmen zur Kopfschmerzprävention am Arbeitsplatz zu ergreifen. Die Kommunikation mit Vorgesetzten und Kollegen über die eigenen Bedürfnisse und die Bereitschaft zur Zusammenarbeit bei der Schaffung eines gesunden Arbeitsumfelds sind von großer Bedeutung.

Ein gesunder Arbeitsplatz kann einen signifikanten Beitrag zur Kopfschmerzprävention leisten und die Lebensqualität und Arbeitsleistung der Mitarbeiter verbessern.

Unternehmen sollten bestrebt sein, die Bedürfnisse und das Wohlbefinden ihrer Mitarbeiter zu berücksichtigen, um berufsbedingte Kopfschmerzen zu minimieren.

Alternativmedizin und Ergänzende Therapien

Zusätzliche Wege zur Kopfschmerzlinderung

In diesem Abschnitt wird die Verwendung von alternativen oder ergänzenden Therapien zur Linderung von Kopfschmerzen diskutiert. Maßnahmen wie Akupunktur, Chiropraktik, Homöopathie und Kräutermedizin werden vorgestellt, wobei betont wird, dass eine Absprache mit einem Arzt notwendig ist, um die Sicherheit und Wirksamkeit sicherzustellen.

Alternative Ansätze zur Kopfschmerzlinderung:

- *Akupunktur*: Akupunktur ist eine traditionelle chinesische Therapie, bei der feine Nadeln an bestimmten Punkten des Körpers platziert werden. Einige Menschen berichten von Kopfschmerzlinderung durch Akupunktur.

- *Chiropraktik*: Chiropraktik befasst sich mit der manuellen Anpassung der Wirbelsäule und des Bewegungsapparates. Bei Kopfschmerzen, die durch Verspannungen oder Haltungsschwächen verursacht werden, kann Chiropraktik eine Option sein.

- *Homöopathie*: Die Homöopathie ist eine alternative Heilmethode, bei der extrem verdünnte Substanzen verwendet werden, um den Körper bei der Selbstheilung zu unterstützen. Einige Menschen wenden homöopathische Mittel zur Kopfschmerzlinderung an.

- *Kräutermedizin*: Kräutermedizin basiert auf der Verwendung von pflanzlichen Präparaten zur Behandlung von Kopfschmerzen. Es gibt verschiedene Kräuter und Pflanzen, die potenziell schmerzlindernde Eigenschaften haben.

Wichtige Überlegungen:

- *Konsultation mit einem Arzt*: Bevor alternative oder ergänzende Therapien in Betracht gezogen werden, ist es entscheidend, dies mit einem Arzt zu besprechen. Ein Arzt kann die Eignung solcher Ansätze für den individuellen Fall bewerten.

- *Sicherheit und Wirksamkeit*: Nicht alle alternative Medizinansätze sind wissenschaftlich nachgewiesen. Es ist wichtig, sicherzustellen, dass die gewählten Therapien sicher und wirksam sind.

- *Wechselwirkungen mit anderen Behandlungen*: Es ist entscheidend, sicherzustellen, dass alternative Therapien keine Wechselwirkungen mit anderen medizinischen Behandlungen oder Medikamenten haben.

Ganzheitlicher Ansatz zur Kopfschmerzbehandlung:

Einige Menschen suchen nach ganzheitlichen Ansätzen zur Kopfschmerzbehandlung und möchten alternative oder ergänzende Therapien in Kombination mit konventioneller Medizin anwenden. Ein Arzt kann dabei eine wichtige Rolle spielen, um einen sicheren und effektiven Behandlungsplan zu entwickeln.

Die Wahl von alternativen oder ergänzenden Therapien zur Kopfschmerzlinderung sollte gut durchdacht und mit dem medizinischen Fachpersonal abgestimmt sein, um die besten Ergebnisse zu erzielen und die Gesundheit zu schützen.

Pflege und Unterstützung im sozialen Umfeld

Gemeinschaftliche Hilfe bei der Bewältigung von Kopfschmerzen

In diesem Abschnitt wird die Bedeutung der Unterstützung von Familie und Freunden bei der Bewältigung von Kopfschmerzen hervorgehoben. Es wird betont, wie Kommunikation über die eigenen Bedürfnisse und Herausforderungen dazu beitragen kann, Verständnis und Unterstützung zu erhalten.

Die Rolle von Familie und Freunden bei der Kopfschmerzbewältigung:

- *Emotionale Unterstützung*: Familie und Freunde können eine wichtige Rolle bei der Bereitstellung von emotionaler Unterstützung spielen. Kopfschmerzen können belastend sein, und das Verständnis und die Unterstützung nahestehender Personen können hilfreich sein.

- *Praktische Unterstützung*: In Zeiten von Kopfschmerzanfällen kann praktische Hilfe wie die Übernahme von Aufgaben im Haushalt oder bei der Kinderbetreuung entlastend sein.Auslöser zu minimieren.

- *Begleitung zu Arztterminen*: Die Begleitung zu Arztterminen kann dazu beitragen, dass der Betroffene die notwendige medizinische Versorgung erhält und besser versteht, was während der Konsultation besprochen wird.

- *Verständnis für Auslöser*: Die Kommunikation mit Familie und Freunden über die Auslöser von Kopfschmerzen, sei es Stress, bestimmte Lebensmittel oder Umweltfaktoren, kann dazu beitragen, diese Auslöser zu minimieren.

- *Schaffung eines unterstützenden Umfelds*: Ein unterstützendes Umfeld, das Ruhe und Entspannung fördert, kann bei der Kopfschmerzbewältigung hilfreich sein.

Die Bedeutung der Kommunikation:

- *Offene Kommunikation*: Betroffene sollten offen über ihre Kopfschmerzen, ihre Bedürfnisse und Herausforderungen sprechen, um das Verständnis ihrer Familie und Freunde zu fördern.

- *Austausch von Informationen*: Familie und Freunde sollten sich über die Art der Kopfschmerzen und die besten Möglichkeiten zur Unterstützung informieren.

- Gegenseitiges Verständnis: Eine offene Kommunikation fördert das gegenseitige Verständnis und ermöglicht es der Familie und den Freunden, angemessen zu reagieren.

- *Gegenseitiges Verständnis*: Eine offene Kommunikation fördert das gegenseitige Verständnis und ermöglicht es der Familie und den Freunden, angemessen zu reagieren.

Gemeinsame Bewältigung:

- *Gemeinsame Strategien entwickeln*: Die Familie und Freunde können dazu beitragen, gemeinsame Bewältigungsstrategien zu entwickeln, um den Betroffenen zu helfen, mit Kopfschmerzen umzugehen.

- *Gesunde Lebensweise unterstützen*: Die Unterstützung bei der Aufrechterhaltung eines gesunden Lebensstils, einschließlich ausreichender Erholung und Stressbewältigung, ist von Bedeutung.

Fazit: Gemeinschaftliche Unterstützung als Schlüssel zur Kopfschmerzbewältigung:

Die Unterstützung von Familie und Freunden spielt eine entscheidende Rolle bei der Bewältigung von Kopfschmerzen. Die Kommunikation über Bedürfnisse und Herausforderungen, das Verständnis der Auslöser und die Entwicklung gemeinsamer Bewältigungsstrategien können die Lebensqualität von Menschen mit Kopfschmerzen erheblich verbessern.

Ein starkes soziales Umfeld ist ein wertvolles Gut bei der Bewältigung dieser Herausforderung.

Frühzeitige Behandlung akuter Anfälle

Sofortiges Handeln bei Kopfschmerzen

Dieser Abschnitt betont die Bedeutung der frühzeitigen Behandlung von Kopfschmerzanfällen und erläutert verschiedene Maßnahmen zur Schmerzlinderung, die unmittelbar nach dem Auftreten von Kopfschmerzen ergriffen werden können. Dies umfasst die Einnahme von rezeptfreien Schmerzmitteln, Ruhe und die Anwendung von Kälte oder Hitze auf die schmerzende Stelle.

Warum frühzeitige Behandlung wichtig ist:

- *Verhinderung von Verschlimmerung*: Kopfschmerzen können sich verschlimmern, wenn sie nicht behandelt werden. Frühzeitige Maßnahmen können helfen, die Intensität der Kopfschmerzen zu begrenzen.

- *Bessere Reaktionsfähigkeit*: Je schneller auf Kopfschmerzen reagiert wird, desto besser kann man sich auf die Bewältigung von Aufgaben und Verpflichtungen konzentrieren.

- *Schmerzlinderung*: Frühzeitige Behandlung zielt darauf ab, den Schmerz schnell zu lindern, was zu einem höheren Wohlbefinden führt.

Maßnahmen zur frühzeitigen Behandlung von Kopfschmerzanfällen:

- *Rezeptfreie Schmerzmittel*: Die Einnahme von rezeptfreien Schmerzmitteln wie Acetylsalicylsäure (Aspirin), Ibuprofen oder Paracetamol kann zur Schmerzlinderung beitragen. **Es ist wichtig, die empfohlene Dosierung einzuhalten und einen Arzt zu konsultieren.**

- *Ruhe und Entspannung*: Eine kurze Ruhepause in einem ruhigen Raum kann helfen, den Stress abzubauen und zur Linderung von Kopfschmerzen beitragen.

- *Kälte- oder Wärmetherapie*: Das Auftragen von kalten oder warmen Kompressen auf die schmerzende Stelle kann je nach Art der Kopfschmerzen Erleichterung bringen. Zum Beispiel kann Kälte bei Spannungskopfschmerzen helfen, während Wärme bei Migräne angenehmer sein kann.

- *Flüssigkeitszufuhr*: Dehydrierung kann Kopfschmerzen auslösen oder verschlimmern. Das Trinken von ausreichend Wasser kann hilfreich sein.

Individuelle Anpassung:

Die Wahl der Behandlungsmaßnahmen sollte individuell erfolgen, da verschiedene Arten von Kopfschmerzen unterschiedliche Ansätze erfordern. Die Absprache mit einem Arzt oder Kopfschmerzspezialisten kann bei der Entwicklung eines personalisierten Behandlungsplans helfen.

Die Bedeutung der Nachsorge

Kontinuierliche Betreuung bei Kopfschmerzen

Dieser Abschnitt betont die Wichtigkeit der Nachsorge nach der Diagnose und der Einführung von Behandlungsmaßnahmen für Kopfschmerzen. Die regelmäßigen Nachsorgetermine mit dem behandelnden Arzt oder Spezialisten werden als essenzieller Bestandteil der Kopfschmerzbehandlung erläutert.

Warum Nachsorge entscheidend ist:

- *Überwachung des Krankheitsverlaufs*: Die Nachsorge ermöglicht die regelmäßige Überwachung der Kopfschmerzen, um Veränderungen im Krankheitsverlauf festzustellen.

- *Anpassung der Behandlung*: Wenn sich die Kopfschmerzen verschlimmern oder neue Symptome auftreten, kann eine Anpassung der Behandlungsstrategie erforderlich sein. Die Nachsorge ermöglicht es, diese Anpassungen rechtzeitig vorzunehmen.

- *Rückmeldungen und Fragen*: Die Patienten haben die Möglichkeit, Rückmeldungen über die Wirksamkeit der Behandlung zu geben und Fragen oder Bedenken zu äußern.

Die Rolle des behandelnden Arztes oder Spezialisten:

- *Kontinuierliche Betreuung*: Der behandelnde Arzt oder Spezialist sorgt für die kontinuierliche Betreuung des Patienten. Dies umfasst die Überwachung des Krankheitsverlaufs und die Anpassung der Behandlung.

- *Diagnostische Verfeinerung*: Durch regelmäßige Nachsorgetermine können diagnostische Verfeinerungen vorgenommen werden, um die genaue Ursache der Kopfschmerzen zu ermitteln.

- *Beratung und Bildung*: Die Patienten erhalten wertvolle Beratung und Bildung über Kopfschmerzen, Auslöser und Bewältigungsstrategien.

- *Medikamentenmanagement*: Die Behandlung mit Medikamenten erfordert eine sorgfältige Überwachung, um sicherzustellen, dass die Medikamente effektiv sind und keine unerwünschten Nebenwirkungen auftreten.

Die Rolle des Patienten:

- Regelmäßige Teilnahme: Die Patienten sollten regelmäßig an den Nachsorgeterminen teilnehmen und alle Empfehlungen des behandelnden Arztes oder Spezialisten befolgen.

- Dokumentation: Das Führen eines Kopfschmerztagebuchs und die Dokumentation von Symptomen können wertvolle Informationen für die Nachsorge liefern.

- Offene Kommunikation: Offene Kommunikation über Symptome, Veränderungen im Krankheitsverlauf und die Wirksamkeit der Behandlung ist entscheidend.

***Fazit**: Kontinuierliche Betreuung für eine bessere Lebensqualität:*

Die Nachsorge bei Kopfschmerzen ist von großer Bedeutung, da sie eine kontinuierliche Überwachung und Anpassung der Behandlung ermöglicht.

Die Zusammenarbeit zwischen Patienten und medizinischem Fachpersonal trägt dazu bei, die Lebensqualität der Betroffenen zu steigern und die Auswirkungen von Kopfschmerzen zu minimieren.

Psychologische Unterstützung

Bewältigung von Kopfschmerzen mit emotionaler Unterstützung

In diesem Abschnitt wird die Bedeutung der psychologischen Unterstützung für Menschen mit schweren oder chronischen Kopfschmerzen hervorgehoben. Verschiedene Formen der psychologischen Hilfe, wie Psychotherapie oder Beratung, werden als hilfreiche Maßnahmen zur Bewältigung der emotionalen Belastungen und Auswirkungen auf die Lebensqualität bei Kopfschmerzen erläutert.

Die Bedeutung psychologischer Unterstützung:

- *Emotionale Belastung bewältigen*: Menschen, die unter schweren oder chronischen Kopfschmerzen leiden, können starke emotionale Belastungen erfahren, einschließlich Angst, Depression und Frustration. Psychologische Unterstützung kann helfen, diese Emotionen zu bewältigen.

- *Bewältigung von Schmerzen und Stress*: Psychotherapie kann Techniken vermitteln, um den Umgang mit Schmerzen und Stress zu verbessern. Dies kann die Schmerzintensität verringern und die Lebensqualität steigern.

- *Identifikation von Auslösern*: Psychologische Unterstützung kann dazu beitragen, Auslöser von Kopfschmerzen zu identifizieren, die auf Stress, Traumata oder emotionale Probleme zurückzuführen sein können.

Formen psychologischer Unterstützung:

- *Psychotherapie*: Verschiedene Formen der Psychotherapie, wie Verhaltenstherapie, kognitive Verhaltenstherapie und Entspannungstechniken, können zur Bewältigung von Kopfschmerzen eingesetzt werden.

- *Beratung*: Beratung kann helfen, den Umgang mit Stress und emotionalen Herausforderungen zu verbessern. Hierbei werden individuelle Bewältigungsstrategien erarbeitet.

- *Familientherapie*: Wenn Kopfschmerzen Auswirkungen auf das Familienleben haben, kann Familientherapie helfen, Kommunikation und Unterstützung innerhalb der Familie zu stärken.

Die Rolle des Fachpersonals:

- Empfehlung und Vermittlung: Ärzte und Kopfschmerzspezialisten können psychologische Unterstützung empfehlen und Patienten an qualifizierte Fachleute verweisen.ten.

- Überwachung des Fortschritts: Die psychologische Unterstützung wird kontinuierlich überwacht, um sicherzustellen, dass die Behandlung wirksam ist und die Bedürfnisse des Patienten erfüllt werden.

- Zusammenarbeit: Fachärzte, Therapeuten und Berater arbeiten zusammen, um eine umfassende Betreuung zu gewährleisten.

Die Rolle des Patienten:

- *Offene Kommunikation*: Offene Kommunikation über emotionale Belastungen und die Bereitschaft, Hilfe anzunehmen, sind entscheidend.

- *Aktive Teilnahme*: Patienten sollten aktiv an der psychologischen Unterstützung teilnehmen und die vermittelten Techniken in ihren Alltag integrieren.

Fazit: Emotionale Unterstützung für eine bessere Lebensqualität:

Die Bereitstellung von psychologischer Unterstützung für Menschen mit schweren oder chronischen Kopfschmerzen ist entscheidend, um emotionale Belastungen zu bewältigen. Die Wahl der besten Form der Unterstützung sollte in Absprache mit medizinischem Fachpersonal erfolgen. Mit der richtigen Hilfe können Menschen mit Kopfschmerzen lernen, ihre Symptome besser zu bewältigen.

Medikamentöse Therapie

Die Rolle von Medikamenten bei der Behandlung von Kopfschmerzen

Dieser Abschnitt befasst sich ausführlich mit der medikamentösen Therapie bei der Behandlung von Kopfschmerzen. Es wird erläutert, wie Medikamente eine wichtige Rolle spielen können, sowohl zur akuten Linderung von Kopfschmerzen als auch zur Prävention von Kopfschmerzanfällen. Eine breite Palette von Medikamenten, ihre Anwendungen und Risiken werden detailliert behandelt.

Medikamentöse Therapie im Überblick:

- Die medikamentöse Therapie ist ein wichtiger Bestandteil der Kopfschmerzbehandlung und kann bei unterschiedlichen Arten von Kopfschmerzen eingesetzt werden.

- Sie kann zur akuten Linderung von Kopfschmerzen oder zur Vorbeugung von wiederkehrenden Anfällen eingesetzt werden.

- Die Wahl der Medikamente hängt von der Art der Kopfschmerzen, der Schwere der Symptome und den individuellen Bedürfnissen des Patienten ab.

Arten von Medikamenten und ihre Anwendungen:

1. *Schmerzmittel (Analgetika)*: Rezeptfreie Schmerzmittel wie Acetylsalicylsäure (Aspirin), Ibuprofen oder Paracetamol können zur akuten Schmerzlinderung eingesetzt werden. Sie sind besonders nützlich bei leichten bis mittelschweren Spannungskopfschmerzen.
2. *Triptane*: Diese Medikamente sind speziell für die Behandlung von Migräneanfällen entwickelt worden. Sie wirken, indem sie Blutgefäße im Gehirn verengen und Entzündungen reduzieren.
3. *Präventive Medikamente*: Bei chronischen Kopfschmerzen oder häufigen Migräneanfällen können Ärzte Präventivmedikamente verschreiben, die dazu beitragen, die Anzahl und Schwere der Anfälle zu reduzieren. Dies können Betablocker, Antidepressiva oder Antikonvulsiva sein.
4. *Schmerzmittelkombinationen*: Einige Medikamente enthalten Kombinationen von Wirkstoffen, um unterschiedliche Aspekte der Schmerzsymptome zu behandeln.

Risiken und Nebenwirkungen:

Die Einnahme von Medikamenten zur Schmerzlinderung birgt Risiken, einschließlich möglicher Nebenwirkungen und der Gefahr von Medikamentenübergebrauchskopfschmerzen.

- *Abhängigkeitspotential*: Die übermäßige Verwendung von Schmerzmitteln kann zu Abhängigkeit führen.

- *Wechselwirkungen*: Einige Medikamente können mit anderen Medikamenten oder bestehenden Gesundheitszuständen des Patienten interagieren.

Die Rolle des Arztes:

- Ärzte spielen eine entscheidende Rolle bei der Auswahl der am besten geeigneten Medikamente, der Festlegung der Dosierung und der Überwachung der Patienten auf mögliche Nebenwirkungen.

- Die regelmäßige Kommunikation mit dem Arzt ist wichtig, um sicherzustellen, dass die Medikation angemessen ist und angepasst werden kann, wenn nötig.

Die Rolle des Patienten:

- Patienten sollten die verschriebenen Medikamente gemäß den Anweisungen des Arztes einnehmen und alle unerwünschten Nebenwirkungen oder Veränderungen in ihren Symptomen melden.
- Die Einhaltung der vorgeschriebenen Dosierung und Anwendung ist entscheidend, um die bestmöglichen Ergebnisse zu erzielen.

Fazit*: Medikamente als wichtiger Bestandteil der Kopfschmerzbehandlung:*
Die medikamentöse Therapie spielt eine entscheidende Rolle bei der Behandlung von Kopfschmerzen, sowohl zur akuten Linderung von Schmerzen als auch zur Vorbeugung von wiederkehrenden Anfällen. Die richtige Auswahl, Dosierung und Überwachung der Medikamente durch Fachkräfte sind entscheidend, um die Auswirkungen von Kopfschmerzen zu minimieren.

Alternative Therapien bei Kopfschmerzen

Ergänzende Ansätze zur konventionellen Behandlung

In diesem Abschnitt werden alternative Therapien und ergänzende Ansätze zur konventionellen medizinischen Behandlung von Kopfschmerzen ausführlich behandelt. Diese Therapien bieten oft eine zusätzliche Option für Menschen, die nach ganzheitlicheren oder nicht-medikamentösen Lösungen suchen, um Kopfschmerzen zu lindern oder vorzubeugen.

Alternative Therapien im Überblick:

- Alternative Therapien sind oft als "komplementär" bekannt, da sie die traditionelle medizinische Behandlung ergänzen können.
- Sie basieren auf unterschiedlichen Prinzipien und Techniken, einschließlich Akupunktur, Chiropraktik, Homöopathie, Kräutermedizin und vielem mehr.
- Diese Therapien zielen oft darauf ab, das Gleichgewicht des Körpers wiederherzustellen, Energieflüsse zu regulieren oder Stress abzubauen.

Typische alternative Therapieansätze:

Akupunktur bei Kopfschmerzen: Traditionelle chinesische Heilpraxis zur Schmerzlinderung und Wohlbefinden

Die Akupunktur ist eine jahrhundertealte Heilmethode der traditionellen chinesischen Medizin, die auf dem Konzept der Energiebahnen im Körper basiert. Diese Energiebahnen, auch als Meridiane bezeichnet, durchziehen den Körper und sind mit spezifischen Punkten verbunden, den sogenannten Akupunkturpunkten. Die Akupunktur zielt darauf ab, das Gleichgewicht dieser Energieflüsse wiederherzustellen, was zur Linderung von Schmerzen und zur Förderung des allgemeinen Wohlbefindens beitragen kann. Dieser Abschnitt widmet sich der Anwendung der Akupunktur als eine mögliche Therapie bei Kopfschmerzen.

Akupunkturprinzipien und -praxis:

- Die Akupunktur basiert auf der Vorstellung, dass Krankheiten und Schmerzen durch ein Ungleichgewicht oder eine Blockade im Energiefluss verursacht werden.

- Bei einer Akupunktursitzung verwendet der Akupunkteur feine, sterile Nadeln, die an bestimmten Akupunkturpunkten in die Haut eingeführt werden.

- Diese Nadeln werden normalerweise nicht als schmerzhaft empfunden und bleiben für etwa 20 bis 40 Minuten im Körper.

- Die Stimulation dieser Akupunkturpunkte soll dazu beitragen, den Energiefluss zu regulieren und somit Schmerzen zu lindern.

Akupunktur und Kopfschmerzen:

- Akupunktur wird häufig als ergänzende Therapie zur Behandlung von Kopfschmerzen eingesetzt, insbesondere bei Spannungskopfschmerzen und Migräne.

- Eine Vielzahl von Studien hat gezeigt, dass Akupunktur bei einigen Menschen die Häufigkeit und Intensität von Kopfschmerzanfällen reduzieren kann.

- Die Wirkungsweise der Akupunktur bei Kopfschmerzen ist noch nicht vollständig verstanden, aber es wird angenommen, dass sie die Freisetzung schmerzlindernder Neurotransmitter und die Entzündungsreaktion beeinflussen kann.

Die Rolle des Akupunkteurs und des Arztes:

- Akupunktur sollte von qualifizierten Akupunkteuren durchgeführt werden, die über eine angemessene Ausbildung und Erfahrung verfügen.

- Die Zusammenarbeit mit einem Arzt ist wichtig, um sicherzustellen, dass Kopfschmerzen korrekt diagnostiziert und dass die Akupunktur sicher und effektiv angewendet wird.

Risiken und Vorsichtsmaßnahmen:

- Akupunktur ist im Allgemeinen sicher, wenn sie von einem qualifizierten Fachmann durchgeführt wird.
- Mögliche Nebenwirkungen sind Blutergüsse, leichte Schmerzen oder Müdigkeit nach der Behandlung.
- Patienten sollten alle gesundheitlichen Bedenken mit ihrem Arzt und Akupunkteur besprechen, insbesondere wenn sie schwanger sind oder Blutgerinnungsstörungen haben.

***Fazit**: Akupunktur als komplementäre Kopfschmerztherapie:*

Die Akupunktur ist eine traditionelle Heilmethode, die zur Linderung von Kopfschmerzen eingesetzt wird. Sie basiert auf dem Konzept der Energiebahnen im Körper und der Stimulation spezifischer Akupunkturpunkte.

Es ist wichtig, mit einem qualifizierten Akupunkteur zusammenzuarbeiten und die Behandlung mit dem behandelnden Arzt abzustimmen, um die bestmöglichen Ergebnisse zu erzielen und sicherzustellen, dass sie sicher und effektiv ist. Akupunktur kann eine wertvolle Ergänzung zur Gesamtheit der Kopfschmerzbehandlung sein.

Chiropraktik bei Kopfschmerzen: Eine alternative Behandlungsmethode zur Linderung von Kopfschmerzen und Migräne

Die Chiropraktik ist eine alternative Behandlungsmethode, die sich auf die Diagnose und die manuelle Manipulation des Muskel-Skelett-Systems konzentriert, insbesondere auf die Wirbelsäule. Chiropraktiker glauben, dass eine ordnungsgemäße Ausrichtung der Wirbelsäule und des Nervensystems entscheidend für die Gesundheit und das Wohlbefinden ist. In diesem Abschnitt wird die Anwendung der Chiropraktik als eine mögliche Therapie bei Kopfschmerzen, insbesondere Spannungskopfschmerzen und Migräne, ausführlich erläutert.

Chiropraktikprinzipien und -praxis:

- Chiropraktiker sind darauf spezialisiert, Subluxationen zu erkennen und zu behandeln, das sind Fehlausrichtungen oder Bewegungseinschränkungen der Wirbel, die Nervenirritationen verursachen können.

- Die Behandlung erfolgt in der Regel durch manuelle Anpassungen, bei denen der Chiropraktiker mit seinen Händen Druck auf die Wirbel ausübt, um sie wieder in die richtige Position zu bringen.

- Die Chiropraktik zielt darauf ab, die Kommunikation zwischen dem Gehirn und dem Körper zu verbessern, indem sie den Nervenfluss optimiert.

Chiropraktik und Kopfschmerzen:

- Chiropraktik wird häufig als eine ergänzende oder alternative Methode zur Behandlung von Kopfschmerzen eingesetzt.
- Es wird angenommen, dass durch die Korrektur von Wirbelsäulenproblemen, die Kopfschmerzen auslösen oder verschlimmern könnten, Schmerzlinderung erreicht wird.
- Studien haben gezeigt, dass einige Menschen mit Spannungskopfschmerzen und Migräne von chiropraktischen Anpassungen profitieren können.

Die Rolle des Chiropraktikers und des Arztes:

- Chiropraktik sollte von qualifizierten Chiropraktikern durchgeführt werden, die über die notwendige Ausbildung und Erfahrung verfügen.
- Die Zusammenarbeit mit einem Arzt ist wichtig, um sicherzustellen, dass Kopfschmerzen korrekt diagnostiziert und dass die Chiropraktik sicher und effektiv angewendet wird.

Risiken und Vorsichtsmaßnahmen:

- Chiropraktik ist in der Regel sicher, aber es können Nebenwirkungen wie vorübergehende Schmerzen oder Müdigkeit nach der Behandlung auftreten.

- Es ist wichtig, alle gesundheitlichen Bedenken mit dem Chiropraktiker und dem behandelnden Arzt zu besprechen, insbesondere wenn Vorerkrankungen oder ernsthafte neurologische Probleme vorliegen.

Fazit: *Chiropraktik als ergänzende Kopfschmerztherapie:* Die Chiropraktik ist eine alternative Behandlungsmethode, die darauf abzielt, Kopfschmerzen durch die Korrektur von Wirbelsäulenproblemen zu lindern. Die Zusammenarbeit mit einem qualifizierten Chiropraktiker und dem behandelnden Arzt ist entscheidend.

Homöopathie zur Linderung von Kopfschmerzen: Eine alternative Behandlungsmethode

Die Homöopathie ist eine alternative Heilmethode, die auf dem Prinzip der Ähnlichkeit basiert, das besagt, dass eine Substanz, die bei einem gesunden Menschen bestimmte Symptome auslöst, bei einem kranken Menschen mit ähnlichen Symptomen die Heilung fördern kann. In diesem Abschnitt werden wir die Anwendung der Homöopathie als mögliche Therapie zur Linderung von Kopfschmerzen, einschließlich Migräne und Spannungskopfschmerzen, ausführlich besprechen.

Homöopathieprinzipien und -praxis:

- Die Homöopathie verwendet stark verdünnte Substanzen, die aus Pflanzen, Mineralien oder tierischen Quellen gewonnen werden, um die Selbstheilungskräfte des Körpers zu aktivieren.
- Homöopathische Mittel werden in Form von Globuli, Tropfen oder Tabletten eingenommen und sollen die individuellen Symptome des Patienten ansprechen.
- Die Wahl des richtigen homöopathischen Mittels basiert auf einer umfassenden Anamnese, bei der der Homöopath die spezifischen Symptome, die Krankheitsgeschichte und die Lebensumstände des Patienten berücksichtigt.

Homöopathie und Kopfschmerzen:

- Homöopathie wird oft als eine sanfte Methode zur Behandlung von Kopfschmerzen eingesetzt.
- Homöopathische Mittel werden individuell ausgewählt, basierend auf den einzigartigen Kopfschmerzsymptomen des Patienten.
- Einige homöopathische Mittel, wie Belladonna oder Gelsemium, werden häufig zur Linderung von Kopfschmerzen verwendet.

Die Rolle des Homöopathen und des Arztes:

- Die Konsultation eines qualifizierten Homöopathen ist wichtig, um das am besten geeignete homöopathische Mittel zu finden.
- Es ist ratsam, sich von einem Arzt beraten zu lassen, insbesondere wenn ernsthafte Kopfschmerzen vorliegen oder andere Gesundheitsprobleme bestehen.

Risiken und Vorsichtsmaßnahmen:

- Die Homöopathie gilt im Allgemeinen als sicher, da die verwendeten Substanzen stark verdünnt sind und in der Regel keine Nebenwirkungen verursachen.
- Es ist wichtig zu beachten, dass die Homöopathie als alternative Behandlungsmethode angesehen wird und keine schnelle Linderung bieten kann.

- Patienten sollten ihren Arzt über die Verwendung homöopathischer Mittel informieren, um Wechselwirkungen mit anderen Medikamenten auszuschließen.

***Fazit**: Homöopathie als alternative Kopfschmerztherapie:*

Die Homöopathie ist eine alternative Behandlungsmethode, die darauf abzielt, Kopfschmerzen durch die Verwendung stark verdünnter Substanzen zu lindern. Die individuelle Auswahl homöopathischer Mittel basierend auf den spezifischen Kopfschmerzsymptomen des Patienten ist ein wichtiger Aspekt dieser Therapie. Es ist ratsam, die Homöopathie als Ergänzung zur Gesamtheit der Kopfschmerzbehandlung zu betrachten und sie in Absprache mit einem qualifizierten Homöopathen und einem Arzt zu verwenden.

Kräutermedizin zur Behandlung von Kopfschmerzen: Eine alternative Therapieform

Die Kräutermedizin ist eine traditionelle Heilmethode, die Pflanzen und ihre Extrakte verwendet, um Gesundheitsprobleme zu behandeln und das Wohlbefinden zu fördern. In diesem Abschnitt werden wir die Verwendung von Kräutermedizin als eine mögliche Therapie zur Linderung von Kopfschmerzen, einschließlich Migräne und Spannungskopfschmerzen, ausführlich erläutern.

Prinzipien und Praxis der Kräutermedizin:

- Die Kräutermedizin basiert auf dem Einsatz von Heilpflanzen und ihren aktiven Verbindungen, die als potenziell therapeutisch angesehen werden.

- Kräuterpräparate können in verschiedenen Formen eingenommen werden, darunter Tees, Tinkturen, Kapseln oder ätherische Öle.

- Die Auswahl der Kräuter und die Dosierung hängen von den individuellen Symptomen und Bedürfnissen des Patienten ab.

Kräutermedizin und Kopfschmerzen:

- Kräutermedizin wird häufig als eine natürliche Methode zur Behandlung von Kopfschmerzen eingesetzt.

- Einige Kräuter und Pflanzen, wie Lavendel, Kamille oder Ingwer, werden aufgrund ihrer beruhigenden und entzündungshemmenden Eigenschaften zur Linderung von Kopfschmerzen verwendet.

- Kräutermedizin kann auch zur Vorbeugung von Kopfschmerzen und Migräne eingesetzt werden, indem sie die Auslöser reduziert.

Die Rolle des Kräuterexperten und des Arztes:

- Die Konsultation eines qualifizierten Kräuterexperten oder Heilpraktikers ist wichtig, um die am besten geeigneten Kräuterpräparate auszuwählen und die richtige Dosierung festzulegen.

- Es ist ratsam, die Verwendung von Kräutermedizin mit einem Arzt zu besprechen, insbesondere wenn ernsthafte Kopfschmerzen vorliegen oder Wechselwirkungen mit anderen Medikamenten vermieden werden müssen.

Risiken und Vorsichtsmaßnahmen:

- Kräutermedizin wird im Allgemeinen als sicher angesehen, aber es können Nebenwirkungen oder Allergien auftreten.

- Die Selbstmedikation mit Kräutern erfordert eine gründliche Kenntnis der Pflanzen und ihrer Wirkungen.

- Die Qualität der verwendeten Kräuterpräparate ist entscheidend, um die gewünschten Ergebnisse zu erzielen.

***Fazit**: Kräutermedizin als alternative Kopfschmerztherapie:*

Die Kräutermedizin bietet eine natürliche und traditionelle Methode zur Behandlung von Kopfschmerzen. Die individuelle Auswahl von Kräutern und Pflanzen basierend auf den spezifischen Kopfschmerzsymptomen ist ein wichtiger Aspekt dieser Therapie. Die Zusammenarbeit mit einem qualifizierten Kräuterexperten oder Heilpraktiker und einem Arzt ist entscheidend, um sicherzustellen, dass die Behandlung sicher und effektiv ist.

Die Rolle des Patienten:

- Patienten sollten sich gründlich über die gewählte Therapie informieren und sicherstellen, dass sie von einem qualifizierten Praktiker durchgeführt wird.

- Es ist wichtig, realistische Erwartungen an die Ergebnisse zu haben und offen mit dem Behandlungsanbieter über die eigenen Bedenken und Fortschritte zu kommunizieren.

Risiken und Vorsichtsmaßnahmen:

- Obwohl viele alternative Therapien sicher und wirksam sind, können sie Nebenwirkungen oder Risiken mit sich bringen. Es ist wichtig, diese Aspekte mit dem Behandlungsanbieter zu besprechen.

- Patienten sollten sicherstellen, dass sie ergänzende Therapien nicht als Ersatz für konventionelle medizinische Behandlung ansehen, insbesondere wenn schwerwiegende oder akute Kopfschmerzen auftreten.

Präventive Maßnahmen

Die Prävention von Kopfschmerzen ist von entscheidender Bedeutung, da sie die Häufigkeit und Schwere der Kopfschmerzanfälle reduzieren kann. In diesem Abschnitt werden wir verschiedene präventive Maßnahmen zur Verhinderung von Kopfschmerzen, insbesondere Migräne und Spannungskopfschmerzen, ausführlich erläutern

1. Lebensstiländerungen:

Eine der grundlegenden präventiven Maßnahmen gegen Kopfschmerzen besteht in der Anpassung des Lebensstils. Dazu gehören:

- *Regelmäßige Bewegung*: Sportliche Betätigung kann dazu beitragen, die Durchblutung zu verbessern und die Spannung in Muskeln und Gefäßen zu reduzieren.

- *Ausreichender Schlaf*: Ein regelmäßiger Schlafzyklus und ausreichende Erholung sind entscheidend, um Kopfschmerzen vorzubeugen.

- *Stressmanagement*: Die Bewältigung von Stress durch Techniken wie Meditation, Yoga oder Entspannungsübungen kann die Häufigkeit von Kopfschmerzanfällen verringern.

- *Gesunde Ernährung*: Die Vermeidung von Nahrungsmitteln, die Kopfschmerzen auslösen können, sowie eine ausgewogene Ernährung sind präventive Maßnahmen.

2. Trinkwasser und Hydratation:

Dehydratation kann Kopfschmerzen auslösen oder verschlimmern. Das Trinken ausreichender Wassermengen ist eine einfache, aber effektive präventive Maßnahme.

3. Vermeidung von Auslösern:

Die Identifikation und Vermeidung von Auslösern kann die Häufigkeit von Kopfschmerzanfällen reduzieren. Dazu gehören:

- Lebensmittel: Einige Nahrungsmittel wie Schokolade, Käse oder künstliche Süßstoffe können Migräne auslösen. Das Vermeiden dieser Trigger kann präventiv wirken.

- Stressauslöser: Die Identifizierung von Stressauslösern im Alltag und deren Reduzierung oder Vermeidung ist wichtig.

- Umweltfaktoren: Starke Gerüche, grelles Licht oder laute Geräusche können Kopfschmerzen auslösen. Die Vermeidung solcher Umweltfaktoren ist präventiv.

4. Regelmäßige Pausen und Entspannung:

Die Einführung von kurzen Pausen und Entspannungsübungen in den Tagesablauf kann dazu beitragen, Spannungen abzubauen und Kopfschmerzen zu verhindern.

5. Kopfschmerztagebuch führen:

Das Führen eines Kopfschmerztagebuchs ist eine präventive Maßnahme, die dazu beitragen kann, Muster und Auslöser von Kopfschmerzen zu identifizieren. Dies ermöglicht eine gezieltere Prävention.

6. Medikamentenmanagement:

Für Menschen mit chronischen Kopfschmerzen, insbesondere Migräne, kann die Einnahme von Medikamenten zur Prävention notwendig sein. Die Auswahl und Überwachung dieser Medikamente sollte in Absprache mit einem Arzt erfolgen.

7. Biofeedback und Verhaltensänderungen:

Biofeedback-Techniken können dazu beitragen, körperliche Reaktionen auf Stress zu kontrollieren und Kopfschmerzanfälle zu verhindern.

8. Unterstützung in Selbsthilfegruppen:

Die Teilnahme an Selbsthilfegruppen für Menschen mit Kopfschmerzen kann eine wichtige Form der Unterstützung und Prävention sein. Hier können Erfahrungen ausgetauscht und bewährte Praktiken zur Bewältigung von Kopfschmerzen geteilt werden.

9. Entspannung und Stressbewältigung:

Die regelmäßige Praxis von Entspannungstechniken wie Yoga, Meditation, Tai Chi oder autogenes Training kann dazu beitragen, Stress abzubauen und Kopfschmerzanfälle zu reduzieren.

10. Ein gesunder Lebensstil:

Die Aufrechterhaltung eines gesunden Lebensstils mit regelmäßiger körperlicher Aktivität, ausgewogener Ernährung und ausreichend Schlaf kann dazu beitragen, Kopfschmerzen zu verhindern.

Präventive Maßnahmen sind ein wesentlicher Bestandteil der Kopfschmerzbehandlung. Die Auswahl der am besten geeigneten präventiven Strategien hängt von der individuellen Situation ab und erfordert die Bereitschaft zur Veränderung. Zusammen mit einem Arzt oder Kopfschmerzspezialisten können maßgeschneiderte Präventionsstrategien entwickelt werden, um Kopfschmerzen effektiv vorzubeugen.

Einfluss des Lebensstils

Der Lebensstil spielt eine wesentliche Rolle bei der Entstehung, der Häufigkeit und der Intensität von Kopfschmerzen. Dieser Abschnitt wird sich ausführlich mit dem Einfluss des Lebensstils auf Kopfschmerzen, insbesondere auf Migräne und Spannungskopfschmerzen, befassen.

1. Ernährung und Kopfschmerzen: Einfluss, Trigger und Prävention

Der Einfluss der Ernährung auf das Risiko von Kopfschmerzen ist ein wichtiger und oft unterschätzter Faktor. Die Ernährung kann dazu beitragen, Kopfschmerzanfälle auszulösen, zu verschlimmern oder zu verhindern. In diesem Abschnitt werden die Zusammenhänge zwischen Ernährung und Kopfschmerzen ausführlich erläutert.

1.1 Trigger-Nahrungsmittel:

Bestimmte Nahrungsmittel und Getränke gelten als häufige Auslöser für Kopfschmerzen. Dazu gehören:

- *Schokolade*: Schokolade enthält Tyramin, das bei einigen Menschen Kopfschmerzen auslösen kann. Es wirkt gefäßerweiternd und kann die Durchblutung im Gehirn beeinflussen.

- *Rotwein*: Rotwein enthält Histamin und Sulfite, die bei manchen Menschen Kopfschmerzen oder Migräne verursachen können.

- *Käse*: Einige Käsesorten, insbesondere gereifter Käse, enthalten Tyramin und Phenylethylamin, die als potenzielle Kopfschmerzauslöser gelten.

- *Künstliche Süßstoffe*: Aspartam und Saccharin sind künstliche Süßstoffe, die bei empfindlichen Personen Kopfschmerzen verursachen können.

Die Identifikation von Trigger-Nahrungsmitteln und die Vermeidung ihres Konsums können eine wirksame präventive Maßnahme sein.

1.2 Dehydratation:

Dehydratation, oder der Mangel an ausreichender Flüssigkeitszufuhr, kann zu Kopfschmerzen führen, insbesondere in Situationen mit erhöhtem Flüssigkeitsbedarf, wie bei heißem Wetter oder körperlicher Anstrengung. Dehydratation kann die Blutviskosität erhöhen, was die Durchblutung im Gehirn beeinträchtigen kann und somit Kopfschmerzen auslösen kann. Daher ist die Aufrechterhaltung einer ausreichenden Flüssigkeitszufuhr ein wichtiger präventiver Schritt.

1.3 Nährstoffmangel:

Ein Mangel an bestimmten Nährstoffen, insbesondere Magnesium, kann das Risiko von Kopfschmerzen erhöhen. Magnesium spielt eine wichtige Rolle bei der Regulierung der Blutgefäße und der neuronalen Funktion. Ein Mangel an Magnesium kann zu Vasokonstriktion führen, was die Wahrscheinlichkeit von Kopfschmerzen erhöhen kann.

Die Prävention von Nährstoffmangel kann durch eine ausgewogene Ernährung gewährleistet werden, die reich an Magnesium und anderen wichtigen Nährstoffen ist. In einigen Fällen kann die Ergänzung von Magnesium in Absprache mit einem Arzt in Betracht gezogen werden.

Fazit:
Die Ernährung spielt eine wesentliche Rolle bei der Entstehung von Kopfschmerzen. Die Identifikation von Trigger-Nahrungsmitteln, die Aufrechterhaltung ausreichender Hydratation und die Sicherstellung einer ausgewogenen Ernährung sind wichtige präventive Maßnahmen, um Kopfschmerzen zu minimieren. Die individuellen Bedürfnisse und Auslöser sollten berücksichtigt werden, um eine wirksame Prävention zu gewährleisten. Die Zusammenarbeit mit einem Arzt oder Ernährungsspezialisten kann bei der Entwicklung eines maßgeschneiderten Ernährungsplans hilfreich sein.

2. Stress und Kopfschmerzen:

Stress ist einer der führenden Auslöser von Kopfschmerzen und spielt eine zentrale Rolle bei der Entstehung von Spannungskopfschmerzen und Migräne. Dieser Abschnitt behandelt die Beziehung zwischen Stress und Kopfschmerzen sowie präventive Maßnahmen, um die Auswirkungen von Stress auf Kopfschmerzen zu reduzieren.

2.1 Arbeitsstress:

Arbeitsstress ist ein häufiger Auslöser von Kopfschmerzen. Lange Arbeitszeiten, übermäßige Arbeitsbelastung und ein stressiges Arbeitsumfeld können zu körperlichen und emotionalen Belastungen führen, die Kopfschmerzen auslösen können. Die Bewältigung von Arbeitsstress kann präventiv wirken. Dazu gehören die Einführung von Pausen, die effiziente Zeiteinteilung und die Klärung von Aufgaben und Erwartungen mit Vorgesetzten.

2.2 Familiärer und persönlicher Stress:

Familiäre Konflikte, finanzielle Sorgen und persönliche Stressfaktoren können ebenfalls Kopfschmerzen auslösen. Die Art und Intensität des persönlichen Stresses variiert von Person zu Person, aber die Fähigkeit zur Stressbewältigung kann präventive Maßnahmen bieten.

2.3 Stressmanagement:

Stressbewältigungstechniken sind ein wesentlicher Bestandteil der Prävention von Kopfschmerzen.

Hier sind einige bewährte Ansätze:

- Meditation: Regelmäßige Meditation kann helfen, Stress abzubauen und die emotionale Resilienz zu stärken. Es kann die Wahrscheinlichkeit von Spannungskopfschmerzen und Migräneanfällen reduzieren.

- Entspannungstechniken: Progressive Muskelentspannung, Atemübungen und autogenes Training sind wirksame Methoden, um körperliche und emotionale Spannung abzubauen.

- Sport und Bewegung: Regelmäßige körperliche Aktivität setzt Endorphine frei, die als natürliche Stressabbauer wirken. Sport kann auch zur Vorbeugung von Kopfschmerzen beitragen.

- Psychologische Unterstützung: Bei chronischem Stress und schweren Kopfschmerzen kann die Unterstützung durch Psychotherapie oder Beratung hilfreich sein.

Die Prävention von Kopfschmerzen im Zusammenhang mit Stress erfordert oft eine Kombination verschiedener Ansätze. Stressbewältigungstechniken können dazu beitragen, die Intensität und Häufigkeit von Kopfschmerzanfällen zu reduzieren. Die individuellen Bedürfnisse und Stressauslöser sollten berücksichtigt werden, um eine maßgeschneiderte präventive Strategie zu entwickeln. Die Zusammenarbeit mit einem Arzt oder einem Psychologen kann bei der Auswahl der besten Methoden zur Stressbewältigung hilfreich sein.

3. Schlafmuster und Kopfschmerzen: Einfluss, Auslöser und Prävention

Unregelmäßige Schlafmuster und Schlafstörungen spielen eine bedeutende Rolle bei der Entstehung und Verschlimmerung von Kopfschmerzen. In diesem Abschnitt werden die Auswirkungen von Schlaf auf Kopfschmerzen erläutert und präventive Maßnahmen vorgestellt.

3.1 Regelmäßiger Schlafzyklus:

Ein regelmäßiger Schlafzyklus, der das Einhalten eines festen Schlaf- und Wachrhythmus beinhaltet, kann dazu beitragen, Kopfschmerzanfälle zu reduzieren. Schlafstörungen wie Schlaflosigkeit oder häufiges Erwachen in der Nacht können zu Schlafunterbrechungen führen und den Schlafzyklus stören. Dies kann das Auftreten von Kopfschmerzen erhöhen.
Die Einhaltung eines regelmäßigen Schlafmusters bedeutet, zu ähnlichen Zeiten ins Bett zu gehen und aufzustehen, selbst an Wochenenden. Dies unterstützt die biologische Uhr des Körpers und fördert einen gesunden Schlaf.

3.2 Schlafqualität:

Die Schlafqualität spielt ebenfalls eine wichtige Rolle bei der Verhinderung von Kopfschmerzen. Ein komfortables und ruhiges Schlafumfeld kann die Schlafqualität erheblich verbessern. Hier sind einige Empfehlungen zur Schaffung eines förderlichen Schlafumfelds:

- Matratze und Kissen: Die Auswahl einer Matratze und von Kissen, die den individuellen Bedürfnissen entsprechen, kann den Schlafkomfort steigern.

- Schlafumgebung: Dunkle Vorhänge, eine angemessene Raumtemperatur und geringe Geräuschbelästigung tragen zur Schaffung eines entspannten Schlafumfelds bei.

- Schlafhygiene: Die Einhaltung einer guten Schlafhygiene, wie das Vermeiden von Koffein und elektronischen Geräten vor dem Schlafengehen, kann die Schlafqualität verbessern.

Die Prävention von Kopfschmerzen im Zusammenhang mit Schlafmuster und Schlafqualität erfordert eine bewusste Anstrengung, um den Schlafzyklus zu regulieren und ein optimales Schlafumfeld zu schaffen. Das Einhalten eines regelmäßigen Schlafmusters und die Förderung einer erholsamen Nachtruhe können dazu beitragen, das Risiko von Kopfschmerzanfällen zu minimieren. Es ist wichtig, individuelle Schlafbedürfnisse zu berücksichtigen und gegebenenfalls mit einem Schlafexperten zusammenzuarbeiten, um Schlafstörungen zu bewältigen.

4. Bewegung und körperliche Aktivität: Einfluss, Nutzen und Vorsichtsmaßnahmen

Die Rolle von Bewegung und körperlicher Aktivität bei der Prävention von Kopfschmerzen ist vielschichtig. Dieser Abschnitt behandelt den Einfluss von Bewegung, die Vorteile sowie die Vorsichtsmaßnahmen.

4.1 Einfluss von Bewegung:

Regelmäßige körperliche Aktivität kann sich positiv auf das Auftreten von Kopfschmerzen auswirken. Bewegung fördert die Durchblutung, stärkt die Muskulatur und trägt zur Entspannung bei. Dies kann Verspannungen im Nacken- und Schulterbereich reduzieren, die häufig Auslöser von Spannungskopfschmerzen sind. Darüber hinaus wird durch Bewegung die Freisetzung von Endorphinen, den körpereigenen "Glückshormonen", angeregt, was sich positiv auf die Stimmung auswirken kann.

4.2 Nutzen von Bewegung:

Die Vorteile von Bewegung und körperlicher Aktivität zur Vorbeugung von Kopfschmerzen umfassen:

- Verbesserte Durchblutung: Durch regelmäßige Bewegung wird die Durchblutung des Gehirns verbessert, was dazu beitragen kann, Migräne und Spannungskopfschmerzen zu reduzieren.

- Stressabbau: Bewegung wirkt stressreduzierend, da sie die Freisetzung von Stresshormonen verringert und die Stimmung hebt.

- Muskelentspannung: Durch gezielte Übungen können Verspannungen im Nacken- und Schulterbereich gelockert werden, was die Wahrscheinlichkeit von Kopfschmerzen reduziert.

- Gewichtskontrolle: Bewegung hilft bei der Aufrechterhaltung eines gesunden Körpergewichts, was das Risiko von Adipositas-bedingten Kopfschmerzen, insbesondere bei Migräne, verringern kann.

4.3 Vorsichtsmaßnahmen bei Bewegung:

Es ist wichtig zu beachten, dass übermäßige körperliche Anstrengung oder körperlicher Stress tatsächlich Kopfschmerzen auslösen können. Dazu gehören Anstrengungskopfschmerzen, die bei übermäßigem Training auftreten können. Um diesem Risiko vorzubeugen, sollten folgende Vorsichtsmaßnahmen beachtet werden:

- Graduelle Steigerung: Es ist ratsam, körperliche Aktivität allmählich zu steigern, um den Körper an die Belastung zu gewöhnen und Überlastung zu vermeiden.

- Flüssigkeitszufuhr: Bei körperlicher Aktivität sollte ausreichend Flüssigkeit aufgenommen werden, um Dehydratation zu verhindern, die Kopfschmerzen auslösen kann.

- Auf Signale des Körpers achten: Bei Auftreten von Kopfschmerzen während oder nach körperlicher Aktivität sollte darauf geachtet werden, die Aktivität zu reduzieren und sich ausreichend zu erholen.

- Individuelle Beratung: Bei bestimmten Kopfschmerzarten, wie Clusterkopfschmerzen, sollte vor der Aufnahme von körperlicher Aktivität Rücksprache mit einem Arzt gehalten werden.

Die Rolle von Bewegung und körperlicher Aktivität bei der Prävention von Kopfschmerzen ist komplex, aber mit einer ausgewogenen und individuell angepassten Herangehensweise können die Vorteile genutzt und Risiken minimiert werden. Die regelmäßige Bewegung sollte in den Lebensstil integriert werden, um die allgemeine Gesundheit und das Wohlbefinden zu fördern. Bei anhaltenden oder schweren Kopfschmerzen ist es jedoch ratsam, einen Arzt zu konsultieren, um mögliche Zusammenhänge mit körperlicher Aktivität zu klären und gegebenenfalls spezifische Empfehlungen zu erhalten.

5. Alkohol, Rauchen und Koffein: Einfluss auf Kopfschmerzen und präventive Maßnahmen

Dieser Abschnitt behandelt den Einfluss von Alkohol, Rauchen und Koffein auf das Kopfschmerzrisiko sowie präventive Maßnahmen im Umgang mit diesen Substanzen.

5.1 Einfluss von Alkohol:

Der Konsum von Alkohol kann das Risiko für Kopfschmerzen erhöhen, insbesondere bei Menschen, die an Migräne oder Clusterkopfschmerzen leiden. Alkohol kann zur Erweiterung der Blutgefäße im Gehirn führen, was bei Migränepatienten häufig Kopfschmerzen auslöst. Einige alkoholische Getränke, wie Rotwein, enthalten zudem Histamine und andere Verbindungen, die Kopfschmerzen begünstigen können.

5.2 Einfluss von Rauchen:

Das Rauchen von Zigaretten, insbesondere bei starken Rauchern, kann das Kopfschmerzrisiko erhöhen. Nikotin verengt die Blutgefäße und beeinflusst die Durchblutung, was Migräneanfälle begünstigen kann. Zudem sind Raucher anfälliger für Spannungskopfschmerzen und haben häufiger chronische Kopfschmerzen.

5.3 Einfluss von Koffein:

Koffein kann eine zwiespältige Rolle bei Kopfschmerzen spielen. Einerseits wird Koffein in einigen Schmerzmitteln zur Behandlung von Kopfschmerzen eingesetzt, da es die Wirkung von Schmerzmitteln verstärken kann. Andererseits kann übermäßiger Koffeinkonsum Entzugserscheinungen auslösen, die als Kopfschmerzen empfunden werden, insbesondere wenn Koffein abrupt reduziert wird.

5.4 Präventive Maßnahmen:

Um das Risiko von Kopfschmerzen im Zusammenhang mit Alkohol, Rauchen und Koffein zu reduzieren, sind folgende präventive Maßnahmen empfehlenswert:

- Alkoholkonsum reduzieren: Menschen, die anfällig für alkoholbedingte Kopfschmerzen sind, sollten Alkoholkonsum moderat gestalten und möglicherweise bestimmte Triggergetränke vermeiden.

- Rauchstopp: Das Rauchen aufzugeben oder zumindest zu reduzieren, kann das Kopfschmerzrisiko verringern. Raucher sollten professionelle Unterstützung in Anspruch nehmen, um mit der Sucht umzugehen.

- Koffeinkonsum kontrollieren: Menschen, die zu Koffeinentzugskopfschmerzen neigen, sollten ihren Koffeinkonsum schrittweise anpassen, um Entzugserscheinungen zu vermeiden. Bei Migränepatienten kann Koffein in Maßen eingenommen werden, sollte jedoch nicht übermäßig konsumiert werden.

6. Umweltfaktoren und Kopfschmerzen: Einfluss und präventive Maßnahmen

In diesem Abschnitt wird der Einfluss von Umweltfaktoren auf das Auftreten von Kopfschmerzen erläutert und präventive Maßnahmen zur Minimierung dieses Einflusses vorgestellt.

6.1 Helle Lichter:

Starke oder grelle Beleuchtung, insbesondere in geschlossenen Räumen, kann bei manchen Menschen Kopfschmerzen oder Migräne auslösen oder verschlimmern. Dies wird oft als "Lichtempfindlichkeit" bezeichnet. Flimmerndes Licht von Bildschirmen oder Leuchtstofflampen kann ebenfalls problematisch sein.

6.2 Laute Geräusche:

Lärm, sei es durch Verkehrslärm, laute Musik oder andere Geräuschquellen, kann Stress und Spannungen auslösen, was Kopfschmerzen begünstigen kann. Für Menschen, die anfällig für Migräne oder Spannungskopfschmerzen sind, können laute Geräusche Trigger sein.

6.3 Starke Gerüche:

Intensive Gerüche, sei es von Parfüms, Reinigungsmitteln, oder anderen Quellen, können bei einigen Menschen Kopfschmerzen oder sogar Migräne auslösen. Dies wird oft als "Geruchsempfindlichkeit" bezeichnet.

6.4 Präventive Maßnahmen:

Um das Kopfschmerzrisiko durch Umweltfaktoren zu minimieren, können folgende präventive Maßnahmen ergriffen werden:

- Lichtschutz: Menschen, die empfindlich auf helles Licht reagieren, sollten Sonnenbrillen oder Blendschutzbrillen tragen und sicherstellen, dass ihre Arbeits- und Wohnbereiche gut abgedunkelt sind.

- Lärmschutz: In lauten Umgebungen können Ohrstöpsel oder schallabsorbierende Materialien zur Lärmreduzierung beitragen. Die Vermeidung von Orten mit übermäßigem Lärm kann ebenfalls hilfreich sein.

- Geruchskontrolle: Bei Geruchsempfindlichkeit kann das Meiden von stark riechenden Substanzen oder der Einsatz von geruchsfreien Produkten hilfreich sein. Gut belüftete Räume können die Konzentration von intensiven Gerüchen reduzieren.

Die Berücksichtigung dieser präventiven Maßnahmen kann dazu beitragen, den Einfluss von Umweltfaktoren auf Kopfschmerzen zu minimieren. Menschen, die unter Umweltfaktoren als Kopfschmerztriggern leiden, sollten besonders auf ihre Umgebung achten und bei Bedarf Anpassungen vornehmen, um das Kopfschmerzrisiko zu reduzieren.

Kopfschmerzen bei besonderen Zielgruppen

Ein differenzierter Blick auf spezielle Bevölkerungsgruppen

In diesem Abschnitt wird beleuchtet, wie Kopfschmerzen spezielle Zielgruppen beeinflussen können, darunter Kinder, Schwangere und ältere Erwachsene. Es werden die Besonderheiten und Herausforderungen hervorgehoben, die mit Kopfschmerzen in diesen Gruppen verbunden sind.

Kopfschmerzen bei Kindern:

Kopfschmerzen bei Kindern sind nicht ungewöhnlich, und sie können eine Vielzahl von Ursachen haben. In dieser Gruppe sind Spannungskopfschmerzen und Migräne die häufigsten Formen von Kopfschmerzen. Die Symptome können altersabhängig variieren. Bei jüngeren Kindern können Kopfschmerzen schwer zu erkennen sein, da sie möglicherweise Schwierigkeiten haben, ihre Schmerzen zu beschreiben.

Präventive Maßnahmen bei Kopfschmerzen bei Kindern:

- Regelmäßige Schlafenszeiten und ausreichend Schlaf fördern, um Müdigkeit und Kopfschmerzen zu vermeiden.

- Stress in der Schule oder zu Hause reduzieren, indem auf soziale und emotionale Bedürfnisse des Kindes geachtet wird.

- Eine ausgewogene Ernährung sicherstellen und sicherstellen, dass das Kind ausreichend Flüssigkeiten zu sich nimmt.

Kopfschmerzen bei Schwangeren:

Schwangerschaft kann die Anfälligkeit für Kopfschmerzen erhöhen oder bestehende Kopfschmerzen beeinflussen. Hormonelle Veränderungen, Flüssigkeitsretention und der allgemeine Stress während der Schwangerschaft können Kopfschmerzen auslösen oder verschlimmern.

Schwangere Frauen sind jedoch bei der Verwendung von Medikamenten zur Schmerzlinderung eingeschränkt, da viele Substanzen das ungeborene Kind gefährden können. Präventive Maßnahmen bei Kopfschmerzen bei Schwangeren:

- Entspannungstechniken wie Yoga und Meditation können Stress abbauen.

- Die Einhaltung einer ausgewogenen Ernährung und die Vermeidung von auslösenden Nahrungsmitteln.

- Bei schwerwiegenden Kopfschmerzen sollte immer ein Arzt konsultiert werden, um sichere Behandlungsoptionen zu erörtern.

Kopfschmerzen bei älteren Erwachsenen:

Kopfschmerzen können auch ältere Erwachsene betreffen, und in dieser Altersgruppe sind häufige Auslöser altersbedingte Veränderungen, medizinische Bedingungen und die Einnahme von Medikamenten. Migräne, Clusterkopfschmerzen und Spannungskopfschmerzen können bis ins höhere Alter auftreten.

Präventive Maßnahmen bei Kopfschmerzen bei älteren Erwachsenen:

- Regelmäßige ärztliche Untersuchungen zur Überwachung von Gesundheitszustand und Medikamenteneinnahme.

- Die Identifikation von Medikamenten, die Kopfschmerzen auslösen könnten, und die Rücksprache mit einem Arzt, um alternative Medikamente zu finden.

- Angepasste Behandlungsstrategien, die altersspezifische Bedürfnisse berücksichtigen.

Insgesamt ist es wichtig zu verstehen, dass Kopfschmerzen in verschiedenen Lebensabschnitten unterschiedliche Ursachen und Präventionsansätze haben können.

Eine gezielte Behandlung und Prävention unter Berücksichtigung des jeweiligen Lebensstils und der Bedürfnisse ist entscheidend, um Kopfschmerzen in speziellen Zielgruppen zu bewältigen.

Klassische Musik

und ihre therapeutische Rolle bei Kopfschmerzen

Kopfschmerzen sind ein weitverbreitetes Leiden, das Menschen aller Altersgruppen betrifft. Während es viele Ansätze zur Linderung von Kopfschmerzen gibt, wird in diesem Kapitel die einzigartige Verbindung zwischen klassischer Musik und der Linderung von Kopfschmerzen erforscht. Es wird untersucht, wie die harmonischen Klänge und Melodien klassischer Musik eine therapeutische Rolle spielen können, um Kopfschmerzen zu mildern und das allgemeine Wohlbefinden zu fördern.

Die Magie der klassischen Musik:

Klassische Musik ist bekannt für ihre Fähigkeit, Emotionen zu wecken und die Sinne zu beruhigen. Sie ist geprägt von melodischer Schönheit und harmonischen Strukturen, die eine tiefe Resonanz im menschlichen Geist und in der Seele erzeugen können. Die zarten Klänge eines Klaviers oder die erheblichen Töne eines Orchesters haben eine einzigartige Kraft, die Stimmung zu beeinflussen und Entspannung zu fördern.

Stress und Kopfschmerzen:

Stress ist ein häufiger Auslöser von Kopfschmerzen. Die Anforderungen des modernen Lebens, beruflicher Druck und persönliche Sorgen können Spannungen und Kopfschmerzen verstärken. Klassische Musik hat die Fähigkeit, Stress abzubauen und Entspannung zu fördern, indem sie den Geist in eine ruhige und harmonische Atmosphäre versetzt.

Die Wissenschaft der Klangtherapie:

Die Idee, dass Musik heilende Eigenschaften hat, ist nicht neu. Die Klangtherapie nutzt die harmonischen Klänge der Musik, um das Wohlbefinden zu verbessern. Klassische Musik wird in der Klangtherapie oft als eine Möglichkeit empfohlen, Stress abzubauen, die Sinne zu stimulieren und Schmerzen zu lindern.

Die Auswahl der richtigen Musik:

Für diejenigen, die unter Kopfschmerzen leiden, ist die Auswahl der geeigneten Musik entscheidend. Ruhige, langsame Stücke von Komponisten wie Johann Pachelbel, Claude Debussy oder Erik Satie können dazu beitragen, Kopfschmerzen zu mildern. Es ist wichtig, die eigene Vorlieben zu erkunden und die Stücke zu finden, die am besten zur individuellen Situation passen.

Entspannung und Kopfschmerzlinderung:

Kopfschmerzen werden oft durch Muskelverspannungen und Stress ausgelöst oder verschlimmert. Die Entspannung, die klassische Musik bieten kann, kann die Muskeln entspannen und den Stress abbauen, was zur Linderung von Kopfschmerzen führt. Sich in eine ruhige Umgebung zurückzuziehen und klassische Musik zu hören, kann daher eine wirksame Methode sein, um Kopfschmerzen zu mildern.

Die ganzheitliche Betrachtung:

Es ist wichtig zu beachten, dass klassische Musik allein keine Wundermittel gegen Kopfschmerzen bietet. Die Integration von Musiktherapie in eine ganzheitliche Herangehensweise zur Kopfschmerzbehandlung kann jedoch dazu beitragen, die Linderung von Kopfschmerzen zu unterstützen und das allgemeine Wohlbefinden zu fördern.

Fazit: Die Verbindung zwischen klassischer Musik und Kopfschmerzen zeigt, dass Musik mehr sein kann als nur Unterhaltung. Die therapeutische Rolle der Klassik ist ein interessanter Bereich der alternativen Medizin, der noch weiter erforscht werden sollte. In Kombination mit anderen bewährten Ansätzen zur Kopfschmerzbehandlung kann klassische Musik eine wertvolle Ressource sein, um Kopfschmerzen zu lindern.

Wetterfühligkeit und Kopfschmerzen

Die Wechselhaftigkeit des Wetters hat seit jeher eine tiefe Verbindung zu menschlichen Empfindungen und Gemütszuständen. Nicht umsonst hört man oft Menschen über das Wetter reden, wenn sie sich über ihre Stimmungen austauschen. Doch für manche Menschen geht die Beziehung zwischen Wetter und Gesundheit noch weiter. Hier setzen wir an, um die faszinierende Verbindung zwischen Wetter und Kopfschmerzen zu erkunden.

In den letzten Jahren wurden mehrere Studien durchgeführt, um dieser Thematik auf den Grund zu gehen. Eine Theorie besagt, dass Veränderungen in Luftdruck, Temperatur und Luftfeuchtigkeit möglicherweise Einfluss auf den menschlichen Körper haben könnten. Der genaue Mechanismus, wie dies geschieht, ist jedoch noch nicht vollständig verstanden.

Die häufigsten wetterbedingten Kopfschmerzen:

- Barometrischer Druck und Migräne: Ein häufig beobachtetes Phänomen ist, dass Menschen, die an Migräne leiden, empfindlich auf barometrische Druckschwankungen reagieren. Ein starker Abfall des Luftdrucks, wie er vor einem Sturm auftritt, kann bei Migränepatienten Kopfschmerzen auslösen oder verschlimmern.

- Temperatur und Spannungskopfschmerzen: Bei einigen Personen können extreme Temperaturschwankungen, sei es ein plötzlicher Kälteeinbruch oder Hitzewellen, zu Spannungskopfschmerzen führen. Die Anpassung an diese Wetterbedingungen kann den Körper unter Stress setzen und Kopfschmerzen auslösen.

- Licht und Clusterkopfschmerzen: Bei Menschen mit Clusterkopfschmerzen wurden Lichtempfindlichkeit und die Änderung der Tageslänge als Auslöser für Anfälle beobachtet. Die Verbindung zwischen den biologischen Uhren im Körper und den jahreszeitlichen Veränderungen kann eine Rolle spielen.

Bewältigungsstrategien:

Da wir das Wetter nicht kontrollieren können, ist es entscheidend, sich auf bewährte Bewältigungsstrategien zu konzentrieren.

Wetterfühligkeit ist ein weit verbreitetes Phänomen, das viele Menschen betrifft, mich eingeschlossen. Ich habe festgestellt, dass mein Körper äußerst empfindlich auf Wetterveränderungen reagiert, insbesondere bei starkem Wetterumschwung. In meinem Fall äußert sich dies oft in Form von starken Kopfschmerzen.

Ein typisches Szenario ist, wenn ein plötzlicher Temperaturabfall oder -anstieg bevorsteht. Mein Körper scheint auf diese Veränderungen mit Kopfschmerzen zu reagieren, die von mild bis schwer reichen können. Die Kopfschmerzen sind oft von einem Druckgefühl im Kopf begleitet, das äußerst unangenehm ist.

Ich habe auch bemerkt, dass sich meine Stimmung und mein allgemeines Wohlbefinden bei Wetterumschwüngen verändern. Ich kann nervöser oder gereizter sein und fühle mich manchmal einfach unwohl. Dies hat Auswirkungen auf meine täglichen Aktivitäten und meine Lebensqualität.

Es war für mich wichtig, diese Muster zu erkennen und entsprechend zu handeln. Hier sind einige Maßnahmen, die mir geholfen haben, mit meiner Wetterfühligkeit umzugehen:

- *Selbstbeobachtung*: Das Wichtigste war, meine eigenen Reaktionen auf Wetterveränderungen zu beobachten und aufzuzeichnen. So konnte ich Muster erkennen und vorbeugende Maßnahmen ergreifen.

- *Medikamente*: In Absprache mit meinem Arzt habe ich geeignete Medikamente gefunden, die mir helfen, die Kopfschmerzen bei Wetterumschwüngen zu bewältigen. Dies kann sowohl rezeptfreie Schmerzmittel als auch spezifische Medikamente sein, die für Migräne oder Spannungskopfschmerzen verschrieben werden.

- *Gesunder Lebensstil*: Die Aufrechterhaltung eines gesunden Lebensstils mit ausreichend Schlaf, regelmäßiger Bewegung und einer ausgewogenen Ernährung hat meine Widerstandsfähigkeit gegenüber Wetterumschwüngen erhöht.

Es ist wichtig zu betonen, dass Wetterfühligkeit eine äußerst individuelle Erfahrung ist, und was bei mir funktioniert, mag nicht für jeden gelten.

Bewältigungsstrategien:

Da wir das Wetter nicht kontrollieren können, ist es entscheidend, sich auf bewährte Bewältigungsstrategien zu konzentrieren.

Hier sind einige Tipps:

- Wettervorhersage nutzen: Wenn Sie wissen, dass bestimmte Wetterbedingungen Kopfschmerzen auslösen können, verfolgen Sie die Wettervorhersage. Dies ermöglicht es Ihnen, präventive Maßnahmen zu ergreifen.

- Migränetagebuch führen: Ein Migränetagebuch kann Ihnen helfen, Muster zwischen Wetterveränderungen und Kopfschmerzanfällen zu erkennen.

- Medikamente: Für einige Menschen mit wiederkehrenden wetterbedingten Kopfschmerzen kann eine Absprache mit einem Arzt über die Einnahme von Medikamenten erwogen werden.

- Entspannungstechniken: Das Erlernen von Entspannungstechniken kann dazu beitragen, den Stress, den das Wetter verursacht, zu bewältigen.

Fazit:
Wetterfühligkeit und Kopfschmerzen sind ein komplexes Thema. Während die genauen Mechanismen noch erforscht werden, können Betroffene dennoch Maßnahmen ergreifen, um wetterbedingten Kopfschmerzen vorzubeugen oder sie zu lindern.

Anleitung für Atemübungen

zur Stressbewältigung und Kopfschmerzlinderung

Atemübungen sind eine wirksame Methode zur Stressbewältigung und zur Linderung von Kopfschmerzen. Sie sind einfach, jederzeit und überall durchführbar, und erfordern keine spezielle Ausrüstung. In dieser Anleitung werden verschiedene Atemtechniken vorgestellt, die dazu beitragen können, Spannungen abzubauen und Kopfschmerzen zu lindern.

Schritt 1: Finden Sie einen ruhigen Ort

Suchen Sie sich einen ruhigen und ungestörten Ort, an dem Sie bequem sitzen oder liegen können. Dies kann Ihr Wohnzimmer, Ihr Schlafzimmer oder jeder andere Ort sein, an dem Sie sich wohl fühlen.

Schritt 2: Die Grundhaltung

Setzen Sie sich aufrecht auf einen Stuhl oder legen Sie sich flach auf den Rücken. Stellen Sie sicher, dass Ihr Rücken gerade ist und Ihre Schultern entspannt sind. Legen Sie eine Hand auf Ihre Brust und die andere auf Ihren Bauch

Schritt 3: Die Bauchatmung

Beginnen Sie, tief und langsam durch die Nase einzuatmen. Konzentrieren Sie sich darauf, wie sich Ihre Bauchdecke bei jedem Einatmen nach oben und unten bewegt. Versuchen Sie, Ihre Brustatmung zu minimieren. Atmen Sie tief in Ihren Bauch, sodass sich Ihre untere Hand spürbar hebt. Dies ist die sogenannte Bauchatmung.

Schritt 4: Das bewusste Ausatmen

Atmen Sie nun langsam durch den Mund aus, wobei Sie darauf achten, die Luft ruhig und kontrolliert herauszulassen. Konzentrieren Sie sich auf das Gefühl der Entspannung, das mit jedem Ausatmen einhergeht. Wiederholen Sie diesen Vorgang mehrmals.

Schritt 5: Die Zählmethode

Eine hilfreiche Methode ist das Zählen Ihrer Atemzüge. Atmen Sie tief ein und zählen Sie "Eins", wenn Sie ausatmen, zählen Sie "Zwei". Zählen Sie so bis vier oder fünf, je nachdem, was sich für Sie am besten anfühlt. Dies kann Ihnen helfen, Ihren Atem zu verlangsamen und zu vertiefen.

Schritt 6: Visualisierung und Vorstellung

Während Sie weiterhin langsam und tief atmen, können Sie sich vorstellen, wie der Stress und die Spannung mit jedem Ausatmen Ihren Körper verlassen. Visualisieren Sie, wie Sie sich an einem entspannten Ort befinden, wie zum Beispiel einem ruhigen Strand oder in einem Wald. Konzentrieren Sie sich auf positive Gedanken und versuchen Sie, negative Gedanken auszublenden.

Schritt 7: Die Entspannung fortsetzen

Wiederholen Sie die Atemübungen für mindestens 5-10 Minuten. Je länger Sie üben, desto effektiver können sie bei der Stressbewältigung und der Linderung von Kopfschmerzen sein.

Diese Atemübungen sind einfach durchzuführen und können in Ihren täglichen Ablauf integriert werden. Sie helfen dabei, Stress abzubauen und können als Teil einer umfassenden Strategie zur Kopfschmerzprävention und -linderung dienen. Es ist wichtig, regelmäßig zu üben, um die besten Ergebnisse zu erzielen.

Yoga für innere Ruhe - Die Kobra-Pose

Die Kobra-Pose ist eine klassische Yoga-Übung, die nicht nur die Flexibilität des Rückens und der Wirbelsäule verbessert, sondern auch dazu beitragen kann, innere Ruhe und Entspannung zu fördern. Diese Pose zielt darauf ab, die Muskeln im unteren Rücken, Nacken und in der Brust zu stärken, was insbesondere bei Menschen, die unter Verspannungen und Stress-bedingten Beschwerden leiden, von Vorteil sein kann. Hier ist eine Anleitung zur Ausführung der Kobra-Pose:

Schritt 1: Vorbereitung

- Legen Sie eine Yogamatte auf den Boden und stellen Sie sicher, dass Sie bequeme Kleidung tragen.

- Beginnen Sie in Bauchlage, mit den Zehen auf dem Boden und den Fersen nach oben.

Schritt 2: Positionierung der Hände

- Legen Sie die Handflächen auf den Boden direkt unterhalb Ihrer Schultern.

- Die Ellbogen sollten eng am Körper anliegen und nach oben zeigen.

Schritt 3: Atmung und Heben des Oberkörpers

- Atmen Sie ruhig ein und aus. Mit jedem Einatmen werden Sie ruhiger und konzentrierter.

- Beim Ausatmen drücken Sie die Handflächen gegen den Boden, heben langsam Kopf und Brustkorb an und strecken die Arme durch.

- Halten Sie den Unterkörper fest auf dem Boden, die Hüften berühren ihn.

- Versuchen Sie, die Schulterblätter zusammenzuziehen und den Brustkorb sanft nach vorne zu schieben.

- Halten Sie diese Position einige Atemzüge lang, entspannen Sie sich und spüren Sie die Dehnung in Ihrer Wirbelsäule.

Schritt 4: Zurück in die Ausgangsposition

- Beim Ausatmen senken Sie den Oberkörper wieder ab, bis Sie mit dem Bauch den Boden berühren.

- Entspannen Sie sich und wiederholen Sie die Übung bei Bedarf.

Die Kobra-Pose kann in Ihre tägliche Yoga- oder Entspannungspraxis integriert werden. Achten Sie darauf, die Übung langsam und achtsam auszuführen.
Falls Sie unter Rückenbeschwerden oder Verletzungen leiden, sollten Sie vor der Ausführung dieser Pose Ihren Arzt oder einen qualifizierten Yogalehrer konsultieren.

Meine Erfahrungen

Eigene Erfahrung - Die wirksame Linderung von Kopfschmerzen und einem schweren Kopf durch Kühlmasken / Migränemaske

In meiner persönlichen Erfahrung habe ich herausgefunden, dass Kühlmasken eine äußerst wirksame Methode zur Linderung von leichten Kopfschmerzen und dem Gefühl eines schweren Kopfes sind. Diese Methode ist einfach anzuwenden und hat mir oft geholfen, schnell Erleichterung zu finden.

Leichte Kopfschmerzen, sei es durch Stress, Verspannungen oder Überlastung, können den Tag erheblich beeinträchtigen. In solchen Situationen greife ich oft auf Kühlmasken zurück, die speziell dafür entwickelt wurden, die Kopfregion zu kühlen. Die folgenden Gründe veranschaulichen, warum dies eine wirksame Lösung sein kann:

Sofortige Kühlung: Kühlmasken sind normalerweise mit Gelpackungen gefüllt, die sich schnell auf die Haut legen lassen. Der kühlende Effekt lindert Entzündungen und hilft dabei, den Schmerz zu reduzieren.

Entspannung der Muskulatur: Wenn Kopfschmerzen durch Muskelverspannungen ausgelöst werden, kann die Anwendung einer Kühlmaske dazu beitragen, die Muskulatur zu entspannen. Dieser entspannende Effekt kann Schmerzen lindern.

Reduktion von Schwellungen: Kühlmasken können helfen, Schwellungen im Kopfbereich zu verringern, was bei vielen Arten von Kopfschmerzen, wie Spannungskopfschmerzen oder Migräne, von Vorteil sein kann.

Stressabbau: Das Tragen einer Kühlmaske kann dazu führen, dass Sie sich gezwungen fühlen, sich eine kurze Auszeit zu nehmen und zur Ruhe zu kommen. Dies allein kann Stress abbauen und zur Linderung von Kopfschmerzen beitragen.

Die Anwendung einer Kühlmaske ist einfach. Normalerweise wird die Maske im Kühlschrank vorgekühlt und dann über den Kopf gezogen. Sie kann während der Ruhezeit oder sogar beim Entspannen auf der Couch verwendet werden. Meine Maske war eine komplette Gel-Maske. Es gibt auch Masken mit Kühleinsätzen, ich hätte aber bei einer Kopfschmerz-Attacke keine Nerven die Kühleinsätze passgenau in die Taschen der Maske einzuführen.

Natürlich ist es wichtig zu betonen, dass Kühlmasken in erster Linie zur Linderung von leichten Kopfschmerzen gedacht sind. Bei schweren oder anhaltenden Kopfschmerzen ist es ratsam, medizinischen Rat einzuholen, um die genaue Ursache der Beschwerden festzustellen und eine geeignete Behandlung zu erhalten.

Meine eigenen Erfahrungen und viele positive Berichte von anderen Menschen zeigen jedoch, dass Kühlmasken eine praktische und effektive Möglichkeit sein können, die Schmerzen und das Gefühl eines schweren Kopfes zu lindern, besonders wenn diese durch Stress oder Muskelverspannungen verursacht werden.

Meine Erfahrungen

Eigene Erfahrung - Schlaf als wirksame Strategie zur Linderung von Kopfschmerzen bei mir und meiner Familie

In meiner persönlichen Erfahrung habe ich entdeckt, dass Schlaf oft eine äußerst wirksame Methode zur Linderung von beginnenden Kopfschmerzen ist, sowohl für mich als auch für meine erste Tochter. Allerdings habe ich auch festgestellt, dass Schlaf bei meiner zweiten Tochter in den meisten Fällen nicht zu einer Linderung, sondern eher zu einer Verschlimmerung führt. Die Gründe für diese Unterschiede sind vielfältig und verdeutlichen, wie individuell Kopfschmerzen sein können.

Für mich und meine erste Tochter:

Wenn ich oder meine erste Tochter Anzeichen von beginnenden Kopfschmerzen bemerken, ist es oft am besten, sich hinzulegen und auszuruhen. In vielen Fällen führt dies dazu, dass die Kopfschmerzen nachlassen oder sich vollständig auflösen. Schlaf hat die Fähigkeit, den Körper zu regenerieren und kann helfen, Stress abzubauen, was eine häufige Ursache für unsere Kopfschmerzen ist. Wir haben auch festgestellt, dass eine kühle, ruhige Umgebung den Schlafprozess unterstützt und die Linderung verbessert.

Für meine zweite Tochter:

Bei meiner zweiten Tochter haben wir festgestellt, dass Schlaf oft nicht zu einer Linderung von Kopfschmerzen führt. Tatsächlich verschlimmert sich ihr Zustand häufig, wenn sie schläft.

Dies könnte auf verschiedene Faktoren zurückzuführen sein, darunter möglicherweise Schlafposition, Schlafgewohnheiten oder auch eine unterschiedliche Art von Kopfschmerz, die bei ihr auftritt.

Diese Erfahrung hat mir verdeutlicht, wie vielfältig Kopfschmerzen sein können und dass es keine Einheitslösung für alle gibt. Was bei einer Person zur Linderung führt, funktioniert möglicherweise nicht für eine andere. Daher ist es wichtig, verschiedene Ansätze auszuprobieren und individuelle Lösungen zu finden.

Dennoch ist der positive Einfluss des Schlafes auf meine eigene Kopfschmerzlinderung und die meiner ersten Tochter ein Beweis dafür, wie eine angemessene Ruhephase und Entspannung bei beginnenden Kopfschmerzen helfen können. Für meine zweite Tochter müssen wir weiterhin nach geeigneten Methoden suchen, um ihre Kopfschmerzen effektiv zu bewältigen und die bestmögliche Linderung zu finden.

Meine Erfahrungen

Kaffee mit Zitronensaft zur Linderung von Kopfschmerzen

In diesem Kapitel teile ich meine persönliche Erfahrung und Erkenntnisse über die Wirkung von Kaffee mit Zitronensaft auf die Linderung von Kopfschmerzen. Es ist wichtig zu betonen, dass dies eine subjektive Erfahrung ist und die Wirksamkeit bei jedem unterschiedlich sein kann. Dennoch hoffe ich, dass meine Erfahrungen dazu beitragen können, alternative Ansätze zur Kopfschmerzlinderung zu erkunden.

Die Suche nach einer natürlichen Lösung: Als jemand, der gelegentlich unter Kopfschmerzen leidet, habe ich nach natürlichen und sanften Möglichkeiten gesucht, um diese unangenehmen Anfälle zu lindern. Dabei stieß ich auf die Idee, Kaffee mit Zitronensaft als eine potenzielle Lösung zu verwenden.

Der Versuch und die Ergebnisse: Ich begann, diesen Ansatz auszuprobieren, als ich die ersten Anzeichen eines Kopfschmerzanfalls bemerkte.

Hier ist, wie ich es gemacht habe:

- *Zubereitung des Getränks:* Ich brühte eine Tasse starken Kaffee.
- *Hinzufügen von Zitronensaft:* Nachdem der Kaffee leicht abgekühlt war, fügte ich den Saft einer frischen Zitrone hinzu. Es ist wichtig, echten Zitronensaft zu verwenden und keine künstlichen Aromen.
- *Genuss:* Ich trank das Getränk langsam und wartete auf die Ergebnisse.

Die Ergebnisse waren für mich überraschend. Bei Kopfschmerzen, die aufgrund von Müdigkeit oder Dehydrierung auftraten, schien das Getränk tatsächlich Linderung zu bieten. Der Kaffee half, die Durchblutung zu fördern, während der Zitronensaft eine erfrischende Wirkung hatte. Dieses Getränk half, die Intensität der Kopfschmerzen allmählich zu verringern, und ich fühlte mich insgesamt wohler.

Die Rolle der Moderation: Wichtig ist zu betonen, dass dieser Ansatz nur dann funktionieren zu scheint, wenn man nicht bereits übermäßige Mengen an Kaffee trinkt. In meiner Erfahrung half Kaffee mit Zitronensaft eher bei leichten Kopfschmerzen, die durch Müdigkeit oder Flüssigkeitsmangel verursacht wurden, und nicht bei Migräne oder starken Kopfschmerzen. Es ist jedoch wichtig, in Maßen zu handeln und zu berücksichtigen, dass jeder Mensch unterschiedlich auf solche Hausmittel reagiert.

Meine Erfahrungen

Schläfenmassagen verschlimmert meine Kopfschmerzen

In diesem Kapitel teile ich eine persönliche Erfahrung, die mir gezeigt hat, dass nicht alle Kopfschmerzlinderungsmethoden für jeden gleichermaßen funktionieren. Besonders erzähle ich von meiner Erfahrung mit Schläfenmassagen, die sich für mich als kontraproduktiv erwiesen haben.

Die Suche nach Linderung: Als jemand, der gelegentlich unter Kopfschmerzen leidet, war ich immer auf der Suche nach Möglichkeiten, um diese unangenehmen Anfälle zu lindern. Schließlich hörte ich von der Möglichkeit, Schläfenmassagen zur Kopfschmerzlinderung zu verwenden.

Der Versuch und die Ergebnisse: Eines Tages, als ich wieder unter Kopfschmerzen litt, beschloss ich, die Schläfenmassage auszuprobieren. Hier ist, wie ich es gemacht habe:

- *Vorbereitung*: Ich saß bequem und entspannte mich.

- *Die Schläfenmassage*: Ich begann sanft, meine Schläfen mit den Fingern in einer kreisförmigen Bewegung zu massieren. Dies sollte helfen, die Durchblutung zu fördern und die Spannungen zu lösen, so hatte ich gelesen.

- *Das Ergebnis:* Zu meiner Überraschung verschlimmerten sich meine Kopfschmerzen nach der Massage. Der Schmerz, den ich zuvor auf einer Seite meines Kopfes verspürt hatte, schien sich auf beiden Seiten auszubreiten und intensiver zu werden.

Die Verwirrung und Nachforschungen: Ich war verwirrt, warum diese Massagetechnik, die vielen als hilfreich empfohlen wurde, bei mir so negative Auswirkungen hatte. Nach einiger Recherche stellte ich fest, dass nicht alle Kopfschmerzen gleich sind. Die Ursachen und Mechanismen können variieren, und was für eine Person hilfreich ist, funktioniert möglicherweise nicht für eine andere.

Individualisierte Ansätze: Diese Erfahrung erinnerte mich daran, dass die Kopfschmerzlinderung keine Einheitslösung ist. Jeder Mensch kann unterschiedlich auf verschiedene Methoden reagieren. Es ist wichtig, alternative Ansätze zur Kopfschmerzlinderung individuell anzupassen und sie nicht blindlings anzuwenden. Wenn eine Methode, wie in meinem Fall die Schläfenmassage, Ihre Kopfschmerzen verschlimmert, ist es ratsam, auf andere Methoden zurückzugreifen.

Es ist entscheidend, alternative Ansätze sorgfältig zu testen und zu beobachten, wie sie auf Ihren speziellen Kopfschmerztyp reagieren.

Falls eine Methode nicht wirkt oder Ihre Kopfschmerzen verschlimmert, sollten Sie sich nicht entmutigen lassen, sondern stattdessen alternative Wege zur Linderung erkunden. Die individuelle Anpassung der Behandlung ist der Schlüssel zur Bewältigung von Kopfschmerzen.

Meine Erfahrungen

Trigger-Punkt Drücken am Handgelenk

In diesem Kapitel werde ich meine eigene Erfahrung teilen, in der ich versucht habe, die Akupressur-Methode des Punkt-Drückens am Handgelenk anzuwenden, um Kopfschmerzen zu lindern. Leider brachte diese Methode in meinem Fall keine spürbare Erleichterung.

Die Verlockung der Akupressur: Akupressur ist eine Methode, bei der bestimmte Punkte auf dem Körper massiert oder gedrückt werden, um Schmerzen zu lindern oder das allgemeine Wohlbefinden zu verbessern. Einer dieser Punkte befindet sich am Handgelenk, zwischen dem Daumen und dem Zeigefinger. Ich hatte von vielen Menschen gehört, die durch das Drücken dieses Punktes Kopfschmerzlinderung erfahren hatten.

Der Versuch und die Enttäuschung: An einem Tag, an dem ich unter starken Kopfschmerzen litt, entschied ich mich, diese Technik auszuprobieren. Hier ist, wie ich es gemacht habe:

- Vorbereitung: Ich suchte nach dem Punkt zwischen meinem Daumen und Zeigefinger und begann, ihn mit einer gewissen Intensität zu drücken.

- Die Ergebnisse: Leider brachte das Punkt-Drücken am Handgelenk in meinem Fall keine Linderung. Die Kopfschmerzen blieben unverändert, und ich spürte keinen Unterschied. Es war eine enttäuschende Erfahrung, da ich auf eine schnelle und effektive Methode zur Linderung gehofft hatte.

Schlussbetrachtung

Die Vielfalt der Kopfschmerzarten und die Komplexität ihrer Diagnose und Behandlung machen Kopfschmerzen zu einem bedeutenden Gesundheitsproblem weltweit. In dieser umfassenden Betrachtung haben wir die verschiedenen Arten von Kopfschmerzen, ihre Symptome, Diagnoseverfahren, Behandlungsoptionen und präventiven Maßnahmen erkundet. Kopfschmerzen betreffen Menschen jeden Alters und Geschlechts und können schwerwiegende Auswirkungen auf die Lebensqualität haben.

Die Bedeutung von Selbsthilfemaßnahmen wurde hervorgehoben, da sie oft der erste Schritt zur Bewältigung von Kopfschmerzen sind. Von der Identifizierung und Vermeidung von Auslösern über die Integration von Entspannungstechniken und den Einfluss eines gesunden Lebensstils bis hin zur frühzeitigen Behandlung akuter Anfälle – die Umsetzung dieser Maßnahmen kann die Lebensqualität der Betroffenen erheblich verbessern.

Medikamentöse Therapien, alternative Ansätze und präventive Maßnahmen bieten eine breite Palette von Optionen, um Kopfschmerzen zu behandeln und vorzubeugen. Die Rolle von Ärzten, Kopfschmerzspezialisten und Selbsthilfegruppen in der umfassenden Versorgung von Menschen mit Kopfschmerzen wurde ebenfalls beleuchtet. Diese Experten sind entscheidend, um die bestmögliche Betreuung und Unterstützung zu bieten.

Darüber hinaus haben wir eigene Erfahrungsberichte vorgestellt, die unterschiedliche Arten der Kopfschmerzbewältigung zeigen.

Die Zukunft der Kopfschmerzforschung verspricht weitere Fortschritte bei der Diagnose und Behandlung von Kopfschmerzen. Neue Erkenntnisse über die biologischen Mechanismen und Auslöser von Kopfschmerzen könnten innovative Therapieansätze ermöglichen.
Abschließend ist es wichtig zu betonen, dass Kopfschmerzen ein ernstzunehmendes Gesundheitsproblem sind, das sorgfältige Aufmerksamkeit und individuelle Betreuung erfordert.

Jeder Mensch ist einzigartig, und die Erfahrung von Kopfschmerzen kann sehr unterschiedlich sein. Mit einer ganzheitlichen Herangehensweise, einer engagierten Zusammenarbeit zwischen Patienten und Ärzten sowie einem fundierten Verständnis der verfügbaren Diagnose- und Behandlungsoptionen können Menschen Kopfschmerzen besser bewältigen und ihre Lebensqualität steigern. Die Hoffnung liegt in der kontinuierlichen Forschung und dem Engagement, bessere Lösungen für Menschen mit Kopfschmerzen zu finden.

Hinweis zur Verwendung dieses Buchs

Dieses Buch dient ausschließlich der Bereitstellung von Informationen und hat nicht zum Ziel, Sie zur Einnahme bestimmter Medikamente, zur Anwendung spezifischer Therapien oder zum Kauf bestimmter Produkte zu ermutigen. Es ist wichtig zu betonen, dass die in diesem Buch präsentierten Informationen allgemeiner Natur sind und nicht als persönliche medizinische Ratschläge oder Empfehlungen zu verstehen sind.

Wenn Sie an Kopfschmerzen oder Migräne leiden oder andere gesundheitliche Bedenken haben, empfehlen wir Ihnen dringend, sich an einen qualifizierten Arzt oder medizinischen Fachmann zu wenden. Nur ein Fachmann kann eine angemessene Diagnose stellen und eine individuelle Behandlungsstrategie entwickeln, die auf Ihre spezifischen Bedürfnisse zugeschnitten ist.

Die in diesem Buch enthaltenen Informationen sollen Ihr Verständnis für das Thema Kopfschmerzen vertiefen und Ihnen dabei helfen, besser informierte Entscheidungen über Ihre Gesundheit zu treffen. Es ist jedoch von größter Bedeutung, immer eine professionelle medizinische Meinung einzuholen und geeignete Maßnahmen mit einem Arzt oder Spezialisten zu besprechen. Ihre Gesundheit ist von höchster Wichtigkeit, und Sie sollten stets auf qualifizierte medizinische Ratschläge vertrauen.

Quellnachweis für die Bilder in diesem Buch

In diesem Buch wurden Bilder verwendet, um visuelle Unterstützung und Veranschaulichungen für die besprochenen Themen bereitzustellen. Wir möchten ausdrücklich darauf hinweisen, dass alle verwendeten Bilder aus kostenfreien Bildquellen stammen, um sicherzustellen, dass keine Urheberrechte oder Lizenzen verletzt werden. Wir danken den folgenden Plattformen und Fotografen für ihre großzügige Bereitstellung von kostenfreien Bildern:

www.Canva.com:

- Canva ist eine herausragende Plattform für kostenfreie Bilder und bietet eine breite Auswahl an hochwertigen Fotos, Illustrationen und Vektorgrafiken. Die Bilder von Pixabay wurden mit dem Gedanken an die Nutzung in Bildung und Publikationen zur Verfügung gestellt.

Die Verwendung von Bildern aus diesen kostenfreien Quellen ist im Einklang mit den Nutzungsbedingungen dieser Plattformen erfolgt. Wir respektieren das geistige Eigentum und die Bemühungen der Fotografen und Künstler, die ihre Werke teilen. Die Verwendung von kostenfreien Bildern ermöglicht es uns, visuelle Elemente in diesem Buch zu integrieren, ohne die Urheberrechte zu verletzen.

Anhang

Im Anhang finden Sie eine Auswahl von Ressourcen und weiterführenden Informationen zu Kopfschmerzen, die dazu dienen, Ihr Verständnis für dieses Gesundheitsproblem zu vertiefen und praktische Unterstützung zu bieten.

Literatur:
Hier sind einige Bücher und wissenschaftliche Veröffentlichungen, die sich mit Kopfschmerzen und deren Bewältigung befassen:

1. Rasmussen BK, Jensen R, Schroll M, Olesen J. (1991). Epidemiology of headache in a general population—a prevalence study. Journal of Clinical Epidemiology, 44(11), 1147-1157.
2. Goadsby PJ, Holland PR, Martins-Oliveira M, Hoffmann J, Schankin C, Akerman S. (2017). Pathophysiology of Migraine: A Disorder of Sensory Processing. Physiological Reviews, 97(2), 553-622.
3. Maizels M, Burchette R. (2004). Somatic Symptom Overlap in Migraine: Implications for Patient Care. Headache: The Journal of Head and Face Pain, 44(5), 451-455.
4. Lipton RB, Bigal ME. (2005). Migraine: Epidemiology, Impact, and Risk Factors for Progression. Headache: The Journal of Head and Face Pain, 45(S1), S3-S13.

Organisationen und Websites:
Hier sind einige Organisationen und Websites, die Ressourcen und Unterstützung für Menschen mit Kopfschmerzen bieten:

1. Deutsche Migräne- und Kopfschmerzgesellschaft e.V. (DMKG): Die DMKG ist eine deutsche Gesellschaft von Wissenschaftlern und Ärzten, die sich mit Kopfschmerzen und Migräne beschäftigen. Auf ihrer Website finden Sie umfangreiche Informationen und Empfehlungen: DMKG
2. Deutsche Gesellschaft für Schmerzmedizin e.V. (DGS): Die DGS setzt sich für die Verbesserung der Versorgung von Patienten mit chronischen Schmerzen ein. Sie bietet auch Informationen zu Kopfschmerzen: DGS
3. Schmerzliga e.V.: Die Deutsche Schmerzliga ist eine Selbsthilfeorganisation für Menschen mit Schmerzen. Auf ihrer Website finden Sie Informationen zu verschiedenen Schmerzarten, darunter auch Kopfschmerzen: Schmerzliga
4. Patientenleitlinien der Arbeitsgemeinschaft der Wissenschaftlichen Medizinischen Fachgesellschaften e.V. (AWMF): Die AWMF bietet verständliche Patientenleitlinien zu verschiedenen Erkrankungen, einschließlich Kopfschmerzen: AWMF Patientenleitlinien

Unterstützungsgruppen:
Die Teilnahme an Selbsthilfegruppen kann eine wertvolle Form der Unterstützung für Menschen mit Kopfschmerzen sein. Sie bieten die Möglichkeit, Erfahrungen auszutauschen und praktische Tipps zur Bewältigung von Kopfschmerzen zu erhalten. Hier sind einige Organisationen, die Selbsthilfegruppen anbieten:

1. Deutsche Migräne- und Kopfschmerzgesellschaft e.V. (DMKG) - Selbsthilfegruppen
2. Kopfschmerzambulanz Deutschland - Selbsthilfegruppen
3. Bundesverband der Clusterkopfsyndrom-Selbsthilfegruppen e.V.

Apps:
Es gibt verschiedene Apps, die dazu dienen, Kopfschmerzen zu verfolgen, Auslöser zu identifizieren und Fortschritte zu überwachen. Einige beliebte Kopfschmerz-Apps sind:

1. Migraine Buddy: Diese App ermöglicht es Nutzern, ihre Migräneanfälle zu verfolgen, Symptome aufzuzeichnen und Muster zu erkennen.
2. Headache Diary Pro: Diese App bietet Tools zur Verfolgung von Kopfschmerzen und Migräne sowie zur Identifizierung von Auslösern.